常见病自我诊查保养三步走

消化系统疾病防与治

主　编　侯晓利

中国中医药出版社

·北　京·

图书在版编目（CIP）数据

消化系统疾病防与治 / 侯晓利主编 . —北京：中国中医药出版社，2017.7

（常见病自我诊查保养三步走）

ISBN 978 – 7 – 5132 – 4287 – 5

Ⅰ.①消…　Ⅱ.①侯…　Ⅲ.①消化系统疾病—防治

Ⅳ.① R57

中国版本图书馆 CIP 数据核字（2017）第 132555 号

中国中医药出版社出版

北京市朝阳区北三环东路 28 号易亨大厦 16 层

邮政编码　100013

传真　010 64405750

廊坊市三友印务装订有限公司印刷

各地新华书店经销

开本 880×1230　1/32　印张 10.5　字数 236 千字

2017 年 7 月第 1 版　2017 年 7 月第 1 次印刷

书号　ISBN 978 – 7 – 5132 – 4287 – 5

定价　48.00 元

网址　www.cptcm.com

社 长 热 线　010–64405720

购 书 热 线　010–89535836

侵 权 打 假　010–64405753

微信服务号　zgzyycbs

微商城网址　https://kdt.im/LIdUGr

官 方 微 博　http://e.weibo.com/cptcm

天猫旗舰店网址　https://zgzyycbs.tmall.com

如有印装质量问题请与本社出版部联系（010 64405510）

内容简介

　　本书分别从认识疾病、预防治疗、日常保养三个方面介绍了消化系统常见疾病，具有很强的实用性，共阐述了食管裂孔疝、食管异物、急性胃炎、急性胃黏膜病变、慢性胃炎、胃溃疡、胃下垂、十二指肠溃疡、假膜性肠炎、结肠黑变病、结肠息肉、放射性肠炎、肠道憩室、缺血性结肠炎、克罗恩病、脂肪性肝病、酒精性肝病、药物性肝病、肝硬化、胆石症、急性胆囊炎、慢性胆囊炎、急性胰腺炎、慢性胰腺炎、结核性腹膜炎、便秘 26 种消化系统疾病。

　　本书语言简洁明了，通俗易懂，并配以简单清晰的图片，使读者能够很容易地了解消化系统疾病的相关知识，有利于广大民众了解和掌握一些典型消化系统疾病基础知识，从而有助于预防这些消化系统疾病。

前　言

在人的一生中，由于禀赋虚弱、饮食不节、思虑过度、外感所伤、病后失调等因素，可导致消化系统的功能失调，发生多种疾病，这些疾病大都属于常见病、多发病，有的甚至严重威胁人类健康。所以对消化系统疾病的认识亟需加强。

人们对于疾病的认识往往多停留在疾病的治疗上，而忽视了防治，其实疾病的防治同样重要，所以我们要去了解疾病，知道它的发病原因、症状、发病机制，防止它们伤害我们。消化系统的疾病也不例外，我们要了解它的一切特点，与相似疾病鉴别开来，才能够更有针对性地进行防治。但是如果已经患上了某种消化系统疾病也不要惊慌，一定要积极配合医生的治疗。在生活中我们也可以从饮食和生活习惯方面最大程度减轻疾病的伤害，以保护自己。为此笔者结合相关经验编写了本书。

本书分别从认识疾病、预防治疗、日常保养三个方面介绍了消化系统疾病，具有很强的实用性，共阐述了食管裂孔疝、食管异物、急性胃炎、急性胃黏膜病变、慢性胃炎、胃溃疡、胃下垂、十二指肠溃疡、假膜性肠炎、结肠黑变病、结肠息肉、放射性肠炎、肠道憩室、缺血性结肠炎、克罗恩病、脂肪性肝病、酒精性肝病、药物性肝病、肝硬化、胆石症、急性胆囊炎、慢性胆囊炎、急性胰腺炎、慢性胰腺炎、结核性腹膜炎、便秘 26 种消化系统疾病。

本书语言简洁明了，通俗易懂，并配以简单清晰的图片，使读者能够很容易地了解消化系统疾病的相关知识。有利于广大民众了解和掌握一些典型消化系统疾病基础知识，从而有助于预防这些消化系统疾病。

　　由于编者水平有限，本书不足之处在所难免，希望各位读者及同仁批评指正，以便再版时修正。同时也希望本书能为广大民众的身体健康做出贡献。

《消化系统疾病防与治》编委会

2017 年 6 月

目　录

一　食管裂孔疝

认识疾病

　　一般情况下，膈肌将人体胸、腹腔隔开，胸腔在膈肌以上，腹腔在膈肌以下，食管位于胸腔内，胃在腹腔内，膈肌上有一个裂孔，称为食管裂孔，食管正是通过膈肌上的食管裂孔连接胃腔。当胃的一部分经由膈肌食管裂孔突入胸腔时，称为食管裂孔疝。最常见的是滑动型食管裂孔疝，其他较少见类型包括短食管型、食管旁型、混合型。

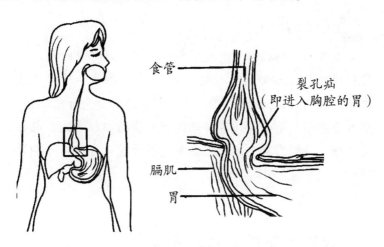

食管

裂孔疝
（即进入胸腔的胃）

膈肌

胃

★食管裂孔疝的病因及发病机制

◆食管裂孔疝的病因

食管裂孔疝的发病因素主要有先天性及后天性两种。一切能够造成膈食管膜、食管周围韧带的松弛和腹腔内压力增高的因素均能诱发食管裂孔疝。妊娠、肥胖、慢性便秘、长期慢性咳嗽等，都能引起腹腔内压力增高而诱发本病。

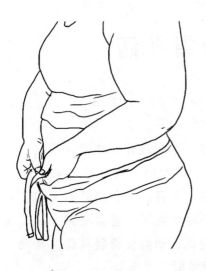

◆食管裂孔疝的发病机制

膈食管裂孔扩大，环绕食管的膈肌脚薄弱等，造成腹段食管、贲门或胃底随腹压增高，经宽大的裂孔而进入纵隔，从而引起胃食管反流、食管炎等一系列病理改变。

 膈肌脚

膈肌脚是膈肌的一个解剖部位。膈肌后部分的起源部叫作膈肌脚。右侧膈肌脚起自第 1～3 腰椎体和椎间纤维软骨，左侧膈肌脚起源于第 1～2 腰椎体和椎间纤维软骨。横断面是小三角形，正常时此间隙由脂肪组织填充，内有主动脉、神经、淋巴结、乳糜池、胸导管、奇静脉与半奇静脉。

★食管裂孔疝的临床表现

◆咽下困难及疼痛

多见于食管炎糜烂或溃疡并伴有食管痉挛患者，开始为间歇性，进过热、过冷食物时发作。

◆反胃和胸骨后烧灼感

　　主要由胃内容物反流引起反流性食管炎导致，多见于滑动型。剑突下或胸骨后烧灼样疼痛在半卧位、站立或呕吐食物后缓解，饱餐、弯腰、下蹲、咳嗽等会加重症状。反胃也较常见，有时可吐出未消化的食物。

◆其他

　　可有少量慢性出血，可引起缺铁性贫血。合并疝扭转、嵌顿可引起大出血。其他症状包括贲门部疝入食管裂孔可反射性地产生咽部异物感，巨大裂孔疝嵌顿可压迫心、肺、纵隔，形成气急、咳嗽、发绀及心悸等症状。

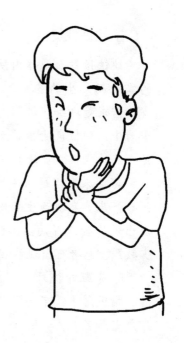

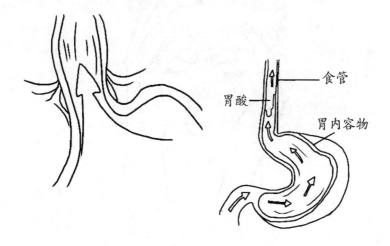

食管

胃酸

胃内容物

缺铁性贫血

缺铁性贫血是体内铁的储存无法满足正常红细胞生成的需要而发生的贫血。是因为铁摄入量不足、吸收量减少、需求量增加、铁利用障碍或丢失过多导致。形态学表现为小细胞低色素性贫血。缺铁性贫血不是一种疾病，而是疾病的症状，症状与贫血程度和发病的缓急相关。

其临床表现通常有疲乏、烦躁、心悸、气短、头晕、头疼。儿童表现为生长发育迟缓、注意力不集中。部分患者出现厌食、胃灼热、胀气、恶心和便秘等胃肠道症状。少数严重患者可出现吞咽困难、口角炎及舌炎。

除贫血外貌外，有皮肤干燥皱缩，毛发干枯容易脱落。指甲薄平，不光滑，易碎裂，甚至呈匙状甲（见于长期严重患者）。

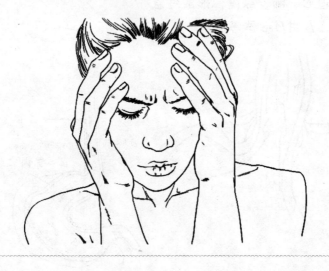

★食管裂孔疝的诊断及鉴别诊断

◆食管裂孔疝的诊断

当患者出现反酸、烧心、反食、胸骨后疼痛等症状，X线钡剂检查发现膈肌以上存在疝囊，疝囊内有胃黏膜皱襞、食管裂孔增宽，或胃镜检查显示齿状线上移、膈上疝囊、贲门松弛时可诊断食管裂孔疝。

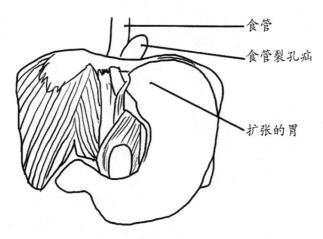

食管

食管裂孔疝

扩张的胃

◆食管裂孔疝的鉴别诊断

▲慢性支气管炎，肺部感染

部分食管裂孔疝患者，特别是新生儿或婴幼儿患者因为经食管反流到咽部的胃内容物可被误吸入气管中，引起长期慢性咳嗽、咳痰，甚至支气管哮喘发作，经常以反复呼吸道感染长期就诊于内科，易被误诊为慢性支气管炎、肺炎、单纯慢性支气管炎或肺部感染的症状，体征和X线异常影像仅限于肺部，而本病则有呼吸道症状之外的表现，如餐后剑突下痛、胸骨后痛、反酸、胸骨后烧灼样痛、吞咽费力等，X线透视、平片检查肺部之外也可有改变，上消化道X线造影检查、胃镜、CT 检查可帮助鉴别诊断。

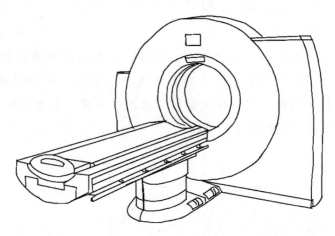

▲冠心病

成人食管裂孔疝和冠心病发病年龄相仿，部分患者临床症状酷似心绞痛发作的表现，所以常致误诊。

结合如下几点可鉴别：

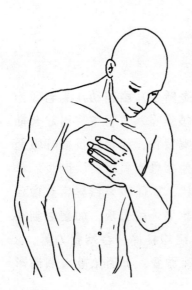

（1）本病胸痛间歇期常规心电图正常，次极量活动平板试验呈阴性，而冠心病患者在胸痛间歇期常规心电图有异常变化，次极量活动平板试验阳性。

（2）食管裂孔疝患者胸痛与饮食密切相关，常在饱餐后 0.5~1.0 小时后胸痛发作，平卧、弯腰、咳嗽、屏气用力或用力排便等腹压升高的因素可诱发或加重胸痛，而半卧位、站立、散步、呕吐酸水或胃内容物后胸痛改善，睡眠中胸痛发作，起坐后逐渐缓解，冠心病心绞痛则没有上述特点。

（3）X线检查可有膈上疝囊征，膈上发现胃黏膜，下食管括约肌上升和收缩，胃食管反流等。

（4）内窥镜检查有助于鉴别。

▲胆囊炎，胆石症

当遇到剑突下痛，右上腹痛，恶心、呕吐等症状的患者不应只想到肝胆系统疾病，还要考虑有食管裂孔疝的可能，只要想到本病，应行上消化道X线造影检查，如果能见到膈上疝囊征、膈上出现胃黏膜、下食管括约肌上升并收缩、胃食管反流等征象，即可确诊。

▲消化道出血，贫血

因为食管黏膜糜烂溃疡或反复疝入致贲门黏膜撕裂，疝入胃溃疡，食管裂孔疝可发生消化道出血，多表现为持续少量黑便或呕少量新鲜血，严重者可出现大量呕血，黑便，重度贫血也可为首发症状，常疑诊为临床上比较常见的血液病、消化道炎症或溃疡，以及消化道肿瘤引起的出血，忽略了食管裂孔疝存在的可能，但只要遇到消化道出血，贫血的患者考虑到本病，及时行胃镜、消化道X线造影检查，多不难诊断。

▲消化道疾病

详细了解病史和查体，并借助X线检查、内镜和病理检查进行鉴别。

▲气胸，脓胸

食管裂孔疝疝囊内嵌顿的胃溃疡穿孔后，X线发现膈下无游离气体，胸腔内积气，肺组织压缩萎陷，纵隔移位，症状、体征及辅助检查与气胸类似，非常容易误诊。

嵌顿胃穿孔后，X线检查可见胸腔内有致密影，有液平面，从而误诊为脓胸。

根据病史和症状，可以进一步进行鉴别。

▲先天性肺囊肿

先天性肺囊肿消化道造影胸腔内没有胃肠道影像，而食管裂孔疝患者往往有剑突下痛、上腹烧灼感、胸骨后烧灼样痛、反酸、吞咽困难等病史，且X线检查左侧膈上出现疝囊影，钡餐检查时膈上可出现粗大的胃黏膜影，并通过增宽的食管裂孔延续至膈下胃底部。

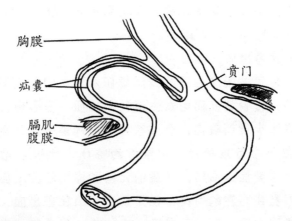

▲妊娠反应

孕妇食管裂孔疝应与妊娠反应进行鉴别，妊娠反应的症状多发生在妊娠早期的前3个月；孕妇食管裂孔疝和腹压增高有关，多在妊娠的第5个月以后出现，越临近妊娠晚期，症状越严重，而且与体位有关。

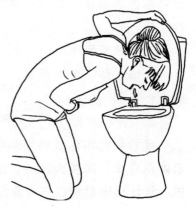

🔍➕ 食管运动

　　食团吞咽后经过咽腔进入食管上端，食管肌肉即发生波形蠕动，使食团沿食管进入胃中。食管的蠕动波长 2～4 厘米，其速度是每秒 2～5 厘米。因此成年人自吞咽开始至蠕动波到达食管末端约需要 9 秒。食物在食管内移动的速度，以流体最快，糊状食物较慢，固体最慢。水在食管中只要 1 秒钟便到达食管下端。人在卧位情况下，食团也能因为蠕动入胃，但移动较慢。

　　食管上括约肌是食团进入食管的第一个关口，它具有两个功能：①防止吸气时空气进入食管，并使呼吸的无效腔（即死腔）降到最小；②防止食物反流入咽腔，误入气管。食管下括约肌处的内压比胃内压高，可防止胃内容物反流入食管。吞咽时，食团没有到达食管下括约肌之前，此括约肌松弛，内压降低，并可持续 10～12 秒，直到食团通过为止。若反复吞咽，食管下括约肌将持续松弛；若提高腹内压，食管下括约肌的内压也随之提高，且提高的程度是胃内压的 2～4 倍，所以胃内容物不能反流入口腔；若胃扩张，食管下括约肌内压下降，其屏障功能减弱，胃内气体可反流进入食管，产生嗳气。食物成分也影响食管下括约肌的紧张性，例如蛋白质食物和碱化胃内容物可提高下括约肌的紧张性，这是由胃泌素释放增多所致；而酸化胃内容物则降低食管下括约肌的紧张性，这是由胃泌素释放减少所致。

　　食管上部的横纹肌受舌咽神经与迷走神经的支配，这些运动神经元末梢以运动终板形式连接入骨骼肌，注射箭毒素可阻断这部分食管的蠕动。迷走神经还支配食管其余部分的平滑肌，其节前纤维末梢和食管壁内神经丛的节细胞发生突触联系，再发出节后纤维支配平滑肌细胞。节前与节后纤维都是兴奋性的胆碱能纤维。在吞咽时，吞咽中枢兴奋通过上述运动神经元与迷走神经传出纤维，引起食管各段的肌肉产生蠕动。食管壁内神经丛可以不依赖外来神经来控制食管蠕动。

支配食管下括约肌的交感神经中也包括兴奋性纤维。静息时此括约肌收缩，是因为去甲肾上腺素对括约肌细胞上 α 受体发挥作用而产生的。交感神经冲动可促使食管下括约肌收缩，这是通过刺激食管壁内肌间神经丛引起。

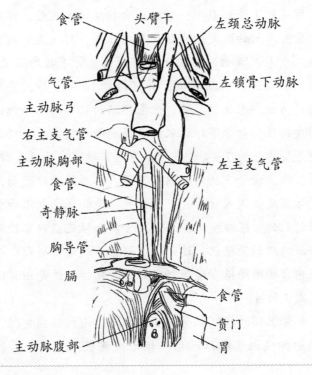

预防治疗

★食管裂孔疝的预防

◆病因预防

本病老年人较多发，以食管周围韧带松弛、食管裂孔增宽和腹内压增高为主因，所以病因预防应侧重于避免腹压增高的因素，如：肥胖者需减肥；老年慢性咳嗽者应积极治疗；习惯性便秘，应注意饮食调节并配合用药，尽量使排便顺畅；有腹水者积极治疗；年轻人不要紧束腰带等。

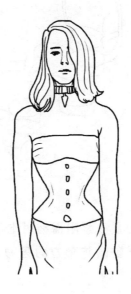

◆早诊与早治

本病发现越早，治疗越有效，检查手段主要有X线平片、钡餐检查，这些方法方便、确诊率高，可作为首选，有易患因素者都应及早检查，反流症状明显者宜做内镜检查。确诊后要及早治疗，主要有降低腹压的措施及减少反流的治疗。

★食管裂孔疝的治疗

◆一般治疗

（1）消除疑虑。有焦虑或精神紧张者可适当使用镇静剂。

（2）不宜进食有刺激性的食物，少食多餐，缓慢进食。餐后或夜间平卧时取头高足低位，睡前不要进食。平常应避免增加腹内压的因素，例如弯腰或便秘等。

（3）忌用抗胆碱能药物，由于其可降低食管下端括约肌的张力，促使胃食管反流，延缓胃的排空作用。

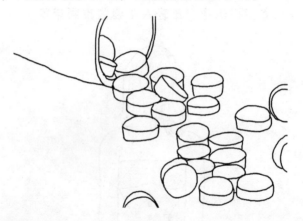

◆药物治疗

H_2 受体拮抗药与质子泵阻滞剂对本病缓解症状有一定的疗效，也可选用增强黏膜防御力的药物，包括 De-Nol 或果胶铋等，或试用促动力剂。

◆外科治疗

手术治疗可以纠正裂孔疝的解剖缺陷，但术后易发生食管胃连接部功能障碍，手术复发率也高，多数患者应采取内科治疗。手术指征：①疝囊扭转或绞窄引起急腹症者。②疝囊较大，且反复出现疝嵌顿，并造成压迫症状者。③严重食管炎、反复出血、溃疡及狭窄者。手术目的是加强 LES 张力和避免反流，修复扩大的食管裂孔，处理疝囊。

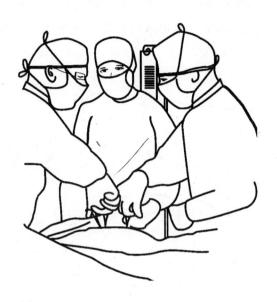

 疝嵌顿

　　疝嵌顿是因为小肠等长时间的脱出而至小肠卡在疝环口部位不能回纳。疝嵌顿患者经常由于患病初期对疝气缺乏重视、疝脱出后没有立即复位，疝环反复受到刺激引起收缩而形成嵌顿（卡住）。疝嵌顿后可引起剧烈疼痛，严重时还伴有疝气嵌顿症状。

　　（1）急救措施

　　1）当疝初发时，很容易将肠还纳。患者躺平后，通常可以用手把肿物送回腹腔内，这时可听到"咕噜"一声。

　　2）若发生疝的是小孩，首先安慰其别哭。因为哭时腹部压力升高，更难进行还纳。为了让小孩不哭，可用喂食牛奶或洗澡等方法。当小孩出现嵌顿时可用两层纱布或薄棉布包裹冰块（或用冰棍代替）冷敷患处，并适当缓压患处，直至复位。

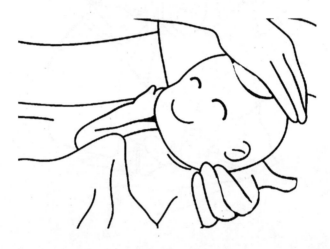

3）老年人发生了疝，常自己用手将肠还纳到腹腔后，便不去请医生诊治。还有些老年人得了疝，由于不好意思，长期不去看病，甚至连家人都不知道，这是非常危险的。

4）有时反复发生的疝可以被卡在腹腔外，不能用手送回。这种疝叫作"嵌顿疝"。它可以引起剧烈的疼痛，时间长了可造成肠梗阻、肠坏死等严重后果。

5）老年人应积极治疗咳喘、小便不畅、便秘等症。经常锻炼身体，增加腹肌的力量，可防止发生疝。

6）如疝嵌顿超过10小时，应立刻送往医院进行紧急救治，以免产生危险。

（2）预防措施

疝嵌顿会危及生命，因此平时要做好积极预防：

1）要经常保持乐观、愉悦的心情，这对预防嵌顿、疝护养大有裨益。

2）疝初发，应引起足够重视，需予以妥善、有效的维护。

3）应当禁止蹦、跳、抻、拉、持重等剧烈活动。

4）注意饮食调理，选择富有营养、易于消化吸收的食物，以减少肠胃负担，也是减轻疝体压力。

5）预防便秘，保持大便畅通，是防疝、护疝、预防嵌顿的关键。

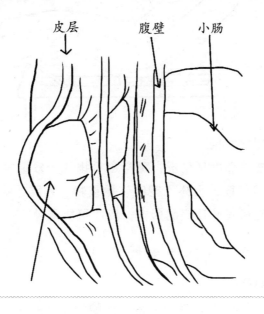

日常保养

★食管裂孔疝患者日常生活注意事项

◆调整好体位

饭后可以散步，不要坐在低矮的椅子上，午饭后可在躺椅上读报或午睡，禁止餐后弯腰或蹲位，夜间宜将上半身抬高 20 度左右，臀部用物品顶住，防止熟睡后身体下滑，也可以使用手摇或电动床。

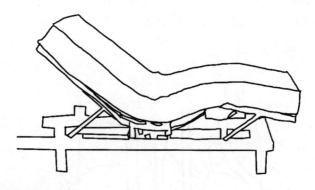

◆调理好大便

一定要注意大便情况，保持每日排便十分重要，2~3 天排便一次不可取，另外，肥胖、抬重物、束腰、吸烟等也都是诱发裂孔疝发生反流的因素，应尽可能避免。

★食管裂孔疝患者饮食注意事项

◆细嚼慢咽

食量应控制好，要慢进餐，三顿饭不能吃饱，若感到饥饿，可在餐后 2 小时左右少许加餐，每日三餐基本要定时，不能暴饮暴食。

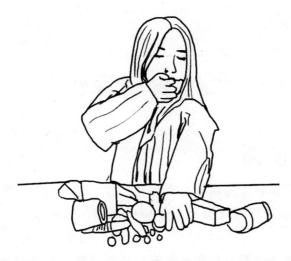

◆忌辛辣

品种要选择好，太甜、太油、太辛辣的食物应尽量少吃，要自我对照，量力而行，以进食后不产生症状为标准，粥也要少喝，因为它容易引起胃胀及反酸。

◆忌饮气体饮料

饮酒、饮气体饮料等均为诱发裂孔疝发生反流的因素，应尽量避免。

二 食管异物

认识疾病

食管异物是指误吞或吞服植物性、动物性、金属及其他类异物后引起的食管损害，如果处理不当，会引起食管穿孔、颈部皮下气肿或纵隔气肿、食管周围炎、纵隔炎和脓肿、大血管破溃、气管食管瘘及食管狭窄、下呼吸道感染等并发症。

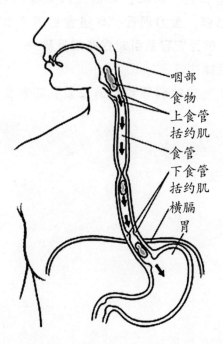

咽部
食物
上食管括约肌
食管
下食管括约肌
横膈
胃

★食管异物发生部位

食管有三处生理狭窄，第一处狭窄位于食管的起端，即咽和食管的交界处；第二处狭窄位于左支气管跨越食管的部位，相当于胸骨角或第4、5胸椎之间的水平；第三处狭窄是食管通过膈肌的裂孔处。所以异物绝大多数发生在食管入口处或食管狭窄处。

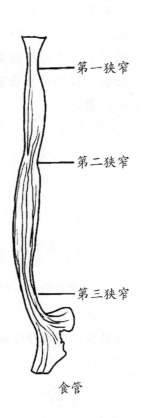

食管异物常发生于幼童和老年缺牙者，老年人因大多数牙齿脱落，吞咽动作配合较差，囫囵吞咽导致食物梗阻于食管或睡熟时松动的假牙脱落误咽成为食管异物。此外老年人食管癌发病率较高，造成食管管腔狭窄也容易出现进食后梗阻。食物团、假牙和碎骨片是老年人常见的食管异物。

食管

★食管异物的临床表现

◆吞咽困难

吞咽困难取决于异物的大小、形状和性质，通常视异物所造成的梗死程度；完全阻塞者吞咽困难，汤水难下，大多在吞咽后即刻出现恶心、呕吐；异物较小，刺挂于食管腔者，仍可以进流质或半流质。个别人吞咽稍显费力或几乎没有，可带病数日或数年而延误治疗。

◆疼痛

上段食管疼痛最明显，部位常在颈根中央部，患者咽口水时面部可立刻出现特殊痉挛性的痛苦表情，转头缩颈，手扶痛处。中段疼痛可发生在胸骨后，有时反射到后背，不是很严重。下段疼痛更轻，可造成上腹部不适或疼痛。疼痛常示食管异物对食管壁的损伤程度，较重的疼痛为异物损伤肌层的表现。

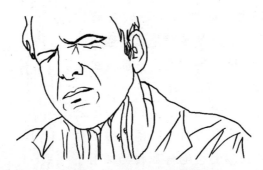

◆呼吸困难、咳嗽、发绀等呼吸道症状

在食管上口、食管上段的异物，外露部分压迫喉部或造成炎症而引起呼吸困难。

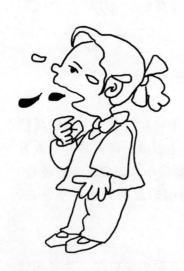

◆并发症

最常见的并发症有食管穿孔、纵隔炎、食管周围脓肿，少数异物可刺伤主动脉造成大出血甚至死亡。

★食管异物的诊断

吞咽异物的病史对于诊断非常重要。了解异物的种类和形状对于选择恰当的诊断方法非常重要。因此要尽量告诉医生异物的种类。

★食管异物位置的判断

◆X线检查

对金属不透光异物或大块致密骨质X线检查能够确诊，对较小、不显影、非金属异物可用胃镜检查，可见到钡剂的阻挡及食管蠕动异常，疑有食管穿孔时应改为碘油。细小鱼刺 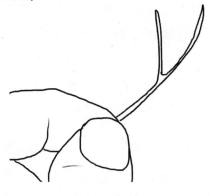 刺入食管壁，吞咽钡棉球可发现钡球挂阻。

◆食管镜检查

可见异物或食管感染、溃疡、肉芽增生，甚至可见瘢痕组织形成。

 吞咽过程

根据食团所经过的部位，可将吞咽分成三期：

（1）从口腔到咽：这是在大脑皮质冲动影响下的随意动作。开始时舌尖紧贴上颌与硬腭前部，再由舌肌及舌骨上肌群的活动，使舌体上抬，紧贴硬腭及上颌各牙，迫使舌背上的食团后移到咽部。由于提颌肌群、舌肌、唇肌和颊肌的共同活动，使上、下唇紧闭。当食物接触咽壁后，随意性吞咽动作即为结束。

（2）由咽到食管上端：这是通过一系列快速反射动作完成的。由于食团刺激了软腭的感受器，引起一系列肌肉（包括腭帆提肌、腭帆张肌、咽腭肌和悬雍垂肌等）的收缩，致使软腭上升。咽后壁向前突出，封闭鼻咽通路；因为声带内收，喉头升高并向前紧贴会厌，封闭咽与气管通路，同时呼吸暂停；又因为舌骨及甲状软骨向前上移动，使咽腔纵径加大，食管上口张开，舌骨舌肌牵引舌体向后下压迫，此时咽上、中、下缩肌收缩，食管上括约肌松弛，食团则从咽腔进入食管。

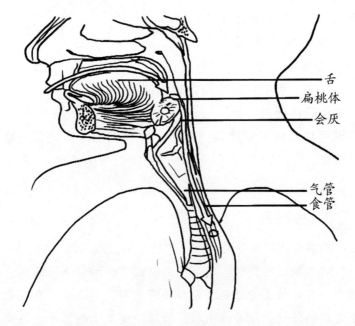

（3）沿食管下行至胃：这是由食管肌肉的蠕动完成的。蠕动系由食团刺激了软腭、咽部及食管等处的感受器，传入冲动经过延髓中枢，再向食管发出传出冲动所引起。

吞咽动作的三个时期是依照顺序连续发生的，前一期的活动将引起后一期的活动，吞咽反射的传入神经有来自软腭（第5、9脑神经）、咽后壁（第9脑神经）以及会厌（第10脑神经）等处的脑神经的传入纤维。吞咽的基本中枢位于延髓内，支配舌、喉、咽部肌肉动作的传出纤维位于第5、9、12脑神经中；支配食管的传出神经是迷走神经。

预防治疗

★ 食管异物的预防

◆ 细嚼慢咽

进食时应细嚼慢咽，不宜过于匆忙。牙齿脱落较多或用假牙托的老年人，应格外注意。损坏的假牙要及时修复，避免进食时松动、脱落，误吞成为异物。

◆ 取出假牙

全麻或昏迷患者，应将活动的假牙取出。

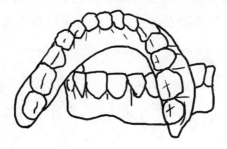

◆ 尽早明确诊断

误吞异物后，严禁自行吞服饭团、馒头、韭菜等食物，防止加重损伤，增加手术困难。及早明确诊断，及时取除异物，对预防并发症的发生有重要意义。

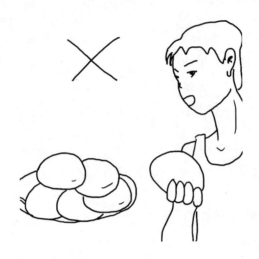

★食管异物的治疗

一旦发生食管异物，首先不要惊慌，其次应做到下列几点。

（1）怀疑有异物进入食管时，立刻停止进食，饮一口水咽下，同时做缩颈、转头的动作以观察疼痛的情况并判断异物是否存在、异物所在部位，以便于采取相应措施。

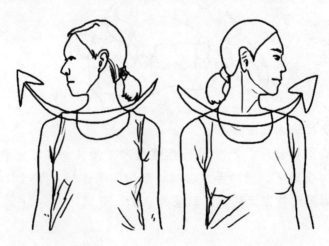

（2）可以采用呕吐法，即用手指、筷子和牙刷柄等刺激咽部、舌根，引起呕吐，经由呕吐将异物带出。

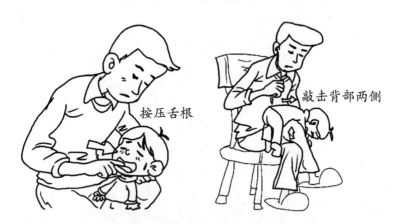

按压舌根　　　　　　敲击背部两侧

（3）如上述方法无法缓解，应迅速到医院就诊。

 食管异物并发症

　　食管异物并发症的发生和异物的尖锐程度、大小、吞咽过程、异物停留部位以及患者的耐受程度有关。通常误咽异物 24 小时以后发病者，以成人多见，儿童少见。

　　食管异物并发症的发病率为 3%～7%，病死率低于 1%。一般按部位将并发症分为食管内并发症、食管外并发症和呼吸道并发症，其中最常见的为食管内并发症，最危险的为食管外并发症中的大血管破裂出血。

　　（1）食管内并发症：此类并发症主要包括食管炎、Zenker 憩室、食管瘢痕性狭窄等，以食管炎最常见。

　　（2）食管外并发症：这类并发症包括食管穿孔、食管周围炎、腹膜炎、食管周围脓肿、纵隔炎与脓肿、颈总动脉破裂、主动脉弓假性动脉瘤、心包炎、颈椎骨髓炎、咽后脓肿、气胸、胸主动脉穿孔、异物穿通伤等，其中食管穿孔最多见。

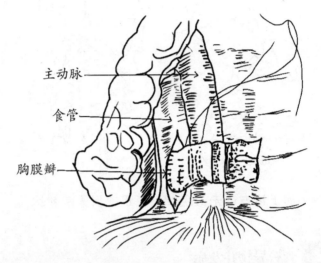

主动脉

食管

胸膜瓣

（3）呼吸道并发症：这类并发症多由食管内滞留液体或食物残渣反流进入气管内，引起的一系列症状。最常见的有支气管炎、肺不张、吸入性肺炎及肺脓肿等。

日常保养

★取出异物后饮食注意事项

（1）异物较小，取出时没有明显黏膜损伤者，禁食6小时后进软质饮食。

（2）异物存留时间较长，黏膜肿胀比较明显时，禁食12小时，复查食管钡剂透视没有并发症时，可进流质或半流质。术后酌情使用抗生素。

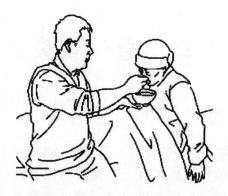

（3）对于手术时食管损伤严重，异物合并食管周围感染或是纵隔炎症，或疑似食管穿孔的患者，术后除使用抗生素外，并应鼻饲饮食。必要时采取局部脓肿切开引流术。

（4）钳取异物时，如果异物下滑进入胃内，多能经大便排出。如果异物较大而且尖锐，有腹痛，应去外科诊治。

三 急性胃炎

认识疾病

急性胃炎是由各种原因引起的急性胃黏膜炎性病变。临床上分为单纯性、糜烂性、化脓性以及腐蚀性四种，以单纯性最为常见，然后是糜烂性、腐蚀性胃炎，化脓性胃炎罕见。

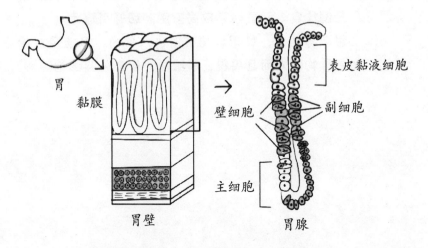

胃　黏膜　胃壁　壁细胞　主细胞　胃腺　表皮黏液细胞　副细胞

★急性胃炎的病因及发病机制

◆急性胃炎的病因

▲药物

常见的药物包括非甾体抗炎药（如阿司匹林、吲哚美辛等）、某些抗肿瘤药、口服氯化钾或铁剂等。这些药物直接破坏胃黏膜上皮。

▲应激

严重创伤、大手术、大面积烧伤、颅内病变、败血症以及其他严重脏器病变或多器官衰竭等，都能引起胃黏膜糜烂、出血；严重者发生急性溃疡并大量出血，如烧伤所致者称柯林溃疡，中枢神经系统病变所致者称库欣溃疡。尽管急性应激引起急性糜烂出血性胃炎的确切机制尚未完全清楚，但通常认为应激状态下胃黏膜微循环不能正常运行而造成黏膜缺血、缺氧是起病的重要环

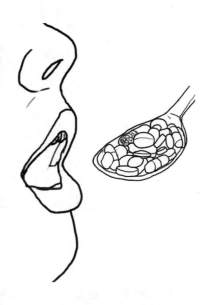

节，由此可导致胃黏膜黏液和碳酸氢盐分泌不足、局部前列腺素合成不足、上皮再生能力减弱等变化，胃黏膜屏障因而受损。

▲乙醇

乙醇具亲脂性和溶脂能力，因此高浓度乙醇可直接破坏胃黏膜屏障。黏膜屏障的正常保护功能是维持胃腔和胃黏膜内氢离子高梯度状态的重要保证，当上述因素引起胃黏膜屏障破坏，则胃腔内氢离子就会反弥散进入胃黏膜内，从而进一步加重胃黏膜的损害，最终造成胃黏膜糜烂和出血。上述各种因素也可能增加十二指肠液反流入胃腔，其中的胆汁及各种胰酶，参与了胃黏膜屏障的破坏。

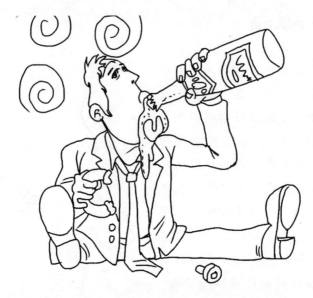

◆急性胃炎的发病机制

化学物质，包括阿司匹林等非甾体抗炎药可抑制细胞线粒体内的氧化磷酸化，进而抑制细胞膜上的 Na^+-K^+-ATP 酶和主动运输系统，导致黏膜的渗透性增加，细胞内水钠潴留，细胞肿胀并脱落；还可通过抑制环氧化物酶，阻止内源性前列腺素 E_2 和 I_2 的合成，使上皮分泌的碳酸氢钠和黏液减少，H^+ 反弥散，进而破坏胃黏膜屏障。洋地黄、利血平和某些抗癌药物等都会刺激胃黏膜，损害胃黏膜屏障。

★急性胃炎的临床表现

◆急性单纯性胃炎的临床表现

有暴饮暴食、进食不洁食物、嗜酒或服刺激性药物史。起病急，症状轻重不一。多在进食后数小时至 24 小时内发作，主要表现为上腹饱胀、隐痛、食欲下降、嗳气、恶心、呕吐。严重者呕吐物略带血性。伴发急性肠炎者可有腹泻、发热、脐周腹痛，严重者有脱水等。体检可存在上腹或脐周轻度压痛，肠鸣音亢进。

◆急性腐蚀性胃炎的临床表现

有吞服强酸、强碱等腐蚀剂史。吞服腐蚀剂后，最先出现口腔、咽喉、胸骨后及上腹部剧烈疼痛，往往伴有吞咽疼痛、咽下困难、恶心呕吐、呕吐物呈血样。严重者可有食管或胃穿孔的症状，甚至出现虚脱、休克。体检可见唇、口腔、咽喉因接触各种腐蚀剂而形成颜色不同的灼痂，如硫酸致黑色痂、盐酸致灰棕色痂、硝酸致深黄色痂、乙酸或草酸致白色痂、强碱致透明性水肿等。上腹部显著压痛，胃穿孔者可出现腹膜炎体征。

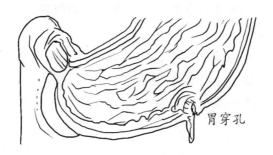

胃穿孔

★急性胃炎的诊断及鉴别诊断

◆急性胃炎的诊断

根据病史及症状、体征一般可做出诊断。但如果伴有上消化道出血，尤其有酗酒或服水杨酸盐制剂等诱因者，需考虑急性糜烂性胃炎的可能。

◆急性胃炎的鉴别诊断

▲急性胆囊炎

急性胆囊炎的特点为右上腹持续性剧痛或绞痛，阵发性加剧，可放射到右肩部，墨菲征阳性。腹部 B 超、CT 或 MRI 等影像学检查可帮助诊断。

▲急性胰腺炎

急性胰腺炎通常有暴饮暴食史或胆道结石病史，为突发性上腹部疼痛，重者呈刀割样疼痛，伴有持续性腹胀和恶心、呕吐。血尿淀粉酶在早期升高，重症患者腹水中淀粉酶含量显著增高。B 超、CT 等辅助检查发现胰腺呈弥漫性或局限性肿大可帮助诊断。

▲空腔脏器穿孔

空腔脏器穿孔患者多起病急骤，表现为全腹剧烈疼痛，体检可见压痛与反跳痛，腹肌紧张呈板样，叩诊肝浊音界缩小或消失。X 线透视或平片显示膈下游离气体。

▲肠梗阻

肠梗阻呈持续性腹痛，阵发性加重，伴剧烈呕吐，肛门停止排便、排气。早期腹部听诊可有高亢的肠鸣音或气过水声，晚期肠鸣音减弱或消失。腹部 X 线平片显示充气肠袢及多个液平。

排便次数增多与急性胃肠炎

急性胃肠炎几乎有一半以上是肠道病毒感染引起的。很多人以为，只有夏季才是急性胃肠炎的高发季节，其实，冬季也容易发生急性胃肠炎。首先，冬季非常适合病毒的繁殖。而人们会普遍认为天气寒冷，食物不容易变质，就会将食物长时间暴露在常温中，但在白天气温相对高的时候，病菌一样会繁殖，人们吃了长时间暴露在常温中的食物就易中招。其次，因为气温较低，人的胃肠道血管会收缩，特别是在受寒后，胃肠道很容易痉挛，再加上休息不好，胃肠道的防御能力会减弱，也容易招致急性胃肠炎。最后，喜欢吃火锅的人，可能不知不觉地进食过量，或者进食了未熟透的食物，也容易引发急性胃肠炎。

急性胃肠炎的临床表现主要是腹部不适，有的会出现腹痛，排稀烂、糊状、水样便。急性胃肠炎患者，每天会排便数次至十数次不等。通常情况下，排便后腹部的不适可略微得到缓解。此外，急性胃肠炎还常常伴恶心、呕吐，有的患者还会伴有发热。

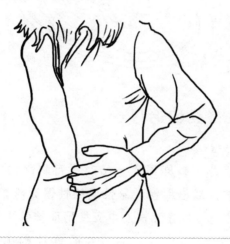

预防治疗

★急性胃炎的预防

对急性糜烂出血性胃炎需针对原发病或病因采取防治措施。对处于急性应激状态下的严重疾病患者，除积极治疗原发病外，应常规予以抑制胃酸分泌的 H_2 受体拮抗药或质子泵抑制药，或具有黏膜保护作用的硫糖铝作为预防措施。对服用非甾体抗炎药的患者应根据情况应用 H_2 受体拮抗药、质子泵抑制药或米索前列醇预防。对已经发生上消化道大出血者，按上消化道出血治疗原则选择综合措施进行治疗。质子泵抑制药或 H_2 受体拮抗药，静脉给药有助于病变愈合和有助于止血，为常规应用药物。

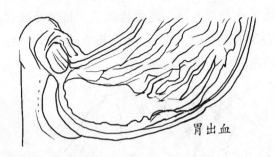

胃出血

★ 急性胃炎的治疗

◆ 一般治疗

首先去除外因，即停止一切对胃有刺激的饮食及药物，酌情短期禁食，或进流食。急性腐蚀性胃炎除禁食外，应积极组织抢救休克；在静脉输液中应使用西咪替丁或雷尼替丁，

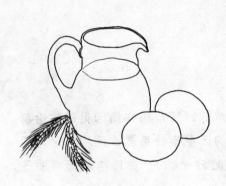

并肌内注射卡巴克络、酚磺乙胺等止血药；有继发感染者应进行抗生素治疗。为保护胃黏膜，中和酸、碱类化学品，可饮用蛋清、牛奶、豆浆等；禁止进水、进食和洗胃，严禁催吐。要积极治疗并发症，有食

管与胃穿孔等急腹症患者，应立刻请外科会诊。

◆抗菌治疗

急性单纯性胃炎有严重细菌感染，尤其是伴有腹泻者可用抗菌治疗。小檗碱每次 0.3 克，口服，每天 3 次；诺氟沙星每次 0.1 ~ 0.2 克，口服，每天 3 次；奈替米星每次 5 万 ~ 10 万单位，肌内注射，每天 2 次。急性感染性胃炎可按照全身感染的情况，选择敏感的抗生素用于控制感染。急性化脓性胃炎，应给予足量广谱抗生素，急性腐蚀性胃炎也可选用抗生素以控制感染。

◆纠正水、电解质紊乱

对于吐泻严重、脱水患者，应当建议其多饮水，或静脉补液等。

◆止血治疗

急性胃炎引起的消化道出血属危重病症，可予以冷盐水洗胃，或冷盐水 150 毫升加去甲肾上腺素 1 ~ 8 毫克洗胃，可用于血压平稳、休克纠正者。保护胃黏膜可静脉滴注 H_2 受体拮抗药（如西咪替丁、雷尼替丁、法莫替丁）、质子泵抑制药（如奥美拉唑等），维持胃内 pH 值大于 4，可明显减少出血。小动脉出血者，可在胃镜直视下使用电凝、激光、冷凝、喷洒药物等方法，快速止血。前列腺素制剂可以预防应激性溃疡的发生。如为经上述治疗仍无法控制的大出血，可考虑手术治疗。

◆对症治疗

腹痛者予以解痉药，如颠茄每次 8 毫克，每天 3 次，口服；或溴丙胺太林每次 15 毫克，每天 3 次，口服。恶心呕吐者，予甲氧氯普胺每次 5 ~ 10 毫克，每天 3 次，口服；或多潘立酮每次 10 毫克，每天 3 次，口服。

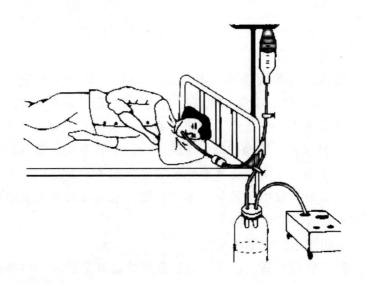

胃炎与胃癌

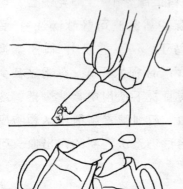

有些人对慢性胃炎认识不当，尤其是已经转化为萎缩性胃炎的老年患者，经常担心发展成胃癌。殊不知，心理负担过重也会导致胃炎发作甚至加重。有研究表明，长期高盐饮食、食用霉变烟熏腌制食物均可增加胃癌发生的几率，而抽烟、酗酒更是"帮凶"。所以，在正规治疗的前提下，远离这些恶变因素，就不必担心癌变。

日常保养

★急性胃炎患者日常生活注意事项

◆注意冷暖

注意在天气变化的季节里及时添加衣被，保持室内温暖、空气流畅，防止因受寒而导致病情加重。

◆调整情绪

本病患者要时时保持心情舒畅，合理安排生活，保持正常的生活作息规律，防止劳累过度。紧张、焦虑、恐惧等精神因素，可使迷走神经兴奋，结果造成胃酸和胃蛋白酶分泌过多；精神因素还可导致糖皮质激素分泌增多，糖皮质激素有刺激胃液分泌以及减少胃表面黏液生成的作用。精神因素可导致胃酸、胃蛋白酶分泌增强，胃的黏液保护层（黏液屏障）变得稀薄，在此情况下，胃炎极易发生，尤其是气滞型的患者，更应避免因情志因素而致病情加重。

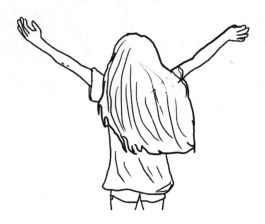

◆戒烟

吸烟可导致味觉迟钝、食欲减退，还可引起迷走神经兴奋，胃分泌及蠕动增强，幽门、贲门松弛，使患者夜间胃酸分泌显著增加，还可增加胆酸和其他十二指肠内容物反流到胃窦。吸烟亦可对抗药物的治疗作用，患者虽然按常规服用抗酸药、胃黏膜保护药等，但药物疗效可受到影响，延迟胃炎恢复。

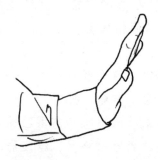
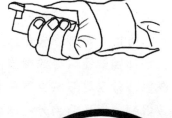

◆ 少饮酒

饮酒，尤其是高度数烈酒不仅直接损伤消化道，引起胃炎，还会导致口腔黏膜炎、咽炎、食管炎等，可使胃的消化功能降低，特别对胃黏膜造成损伤。酒精对胃酸分泌和胃的消化功能起显著抑制作用，胃炎患者饮烈酒定会使病情加剧。

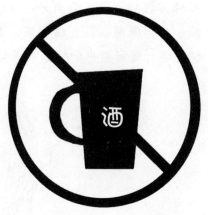

◆ 忌喝浓茶

喝茶虽然对身体有诸多益处，但胃炎患者不宜多饮茶。喝浓茶是引起病情加重、复发的原因之一。浓茶含过多的咖啡因、茶碱等，可导致中枢神经系统的兴奋性增高，促使胃活动增强，表现为胃蠕动过快、胃壁细胞分泌亢进、胃酸增多，对胃黏膜刺激增强，从而导致胃炎症状加剧。因此在药物治疗期间，应避免饮茶。长期患慢性胃炎的患者，平时也应少喝茶或只喝淡茶，禁止饮浓茶、咖啡。

◆慎用对胃黏膜有损伤的药物

对胃黏膜有损伤的药物有解热镇痛类药物，如阿司匹林、对乙酰氨基酚、吲哚美辛、布洛芬、保泰松等，可直接破坏、损伤胃黏膜屏障，使胃黏膜抵抗力降低，从而易受胃酸和胃蛋白酶的侵蚀而产生胃炎。糖皮质激素类，包括泼尼松、地塞米松等，也能促进胃酸分泌增多，并使胃的保护性黏液分泌减少，进而诱发或加重胃炎。

★急性胃炎患者日常饮食注意事项

（1）发病时暂禁食，以缓解胃的负担。症状减轻后先进流质或半流质饮食，然后过渡到软食和普通饮食。

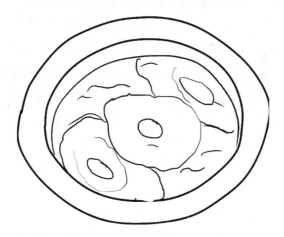

（2）急性腐蚀性胃炎是因为误服或有意吞服强碱（如苛性钾、苛性钠）或强酸（如浓盐酸、硫酸、硝酸）而造成的

上消化道糜烂、坏死，应立即给予饮用蛋清或牛乳，通常禁止洗胃，以避免诱发穿孔。

（3）禁食期应静脉输液，除予以足量的葡萄糖和电解质平衡液外，还应提供一定的氨基酸或蛋白质，以修复损伤的胃黏膜。维生素 A 或 β－胡萝卜素可以促进上皮细胞修复的功能，也可适当供给。

（4）急性出血性胃炎所致的贫血，应给予高蛋白和含铁丰富的饮食，蛋类及动物性食物当属首选，但烹调时应注意选择容易消化吸收的方法，如蒸蛋羹、肉松、碎肉、狮子头、炖鱼、鱼圆、鱼汤等，这些易被急性胃炎恢复期患者所接受。

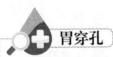

胃穿孔

胃穿孔最常见的原因是消化性溃疡。因为溃疡不断加深，穿透肌层、浆膜层，最后穿透胃或十二指肠壁而发生穿孔。如穿孔前溃疡底已与胰、肝等邻近脏器产生粘连，形成穿透性溃疡，这时慢性穿孔，少数病例溃疡底与横结肠粘连，穿孔后形成胃结肠瘘。上述两种情况大多发生在胃、十二指肠后壁溃疡穿孔。如果溃疡穿孔后迅速与大网膜或附近脏器产生粘连，则穿孔周围形成脓肿。急性的游离穿孔则是溃疡病最严重的并发症，穿孔部位大多在十二指肠第一段的前壁和幽门前区，因穿孔发生很快，局部未发生粘连，胃内容物直接漏入腹腔，形成弥漫性腹膜炎，这时须急救。无腹膜炎发生的小穿孔，可采取保守疗法，禁食，放置鼻胃管抽吸胃内容物，输液补充水和电解质，应用抗菌药物预防腹腔继发感染。饱餐后穿孔，通常有弥漫性腹膜炎，需在 6～12 小时进行急诊手术。慢性穿孔，进展比较缓慢，穿孔至毗邻脏器可引起粘连和瘘管，也常需外科手术治疗。

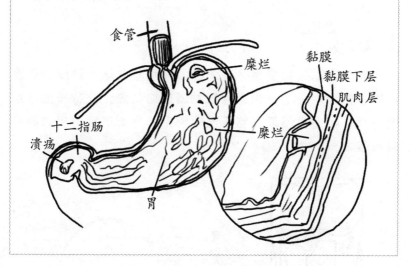

四 急性胃黏膜病变

认识疾病

急性胃黏膜病变指各种病因因素引起的以胃黏膜浅表糜烂性损害为特征的一组急性胃黏膜出血病变，又称作血糜烂性胃炎、应激性溃疡。临床比较常见，是上消化道出血的常见原因之一。

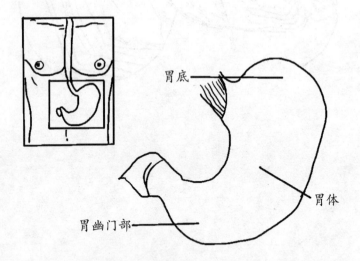

胃底

胃体

胃幽门部

★急性胃黏膜病变的病因及发病机制

◆急性胃黏膜病变的病因

▲外源性因素

某些药物（如非甾体抗炎药、肾上腺皮质激素、某些抗生素）、乙醇、微生物感染以及细菌毒素等都能破坏胃黏膜屏障而导致 H^+ 逆弥散，引起胃黏膜糜烂、出血。

▲内源性因素

某些严重感染、严重创伤、颅内病变、大手术、休克等严重应激状态下，可兴奋交感神经和迷走神经，引起胃黏膜缺血缺氧及胃酸分泌增加，导致胃黏膜损害，发生糜烂及出血。

◆急性胃黏膜病变的发病机制

简单地说，就是在这些内部和外部的不良刺激的作用下，胃黏膜的保护屏障迅速遭到破坏，在胃酸和胃蛋白酶的直接损伤下，引起糜烂、溃疡甚至出血，从而引发消化道产生一些不适的症状。

 交感神经

交感神经是自主神经的一部分。包括中枢部、交感干、神经节、神经和神经丛。交感神经的低级中枢位于脊髓第 1～12 胸节和第 1～3 腰节的侧角内，节前纤维源于侧角细胞，其周围部分有交感神经节、椎旁神经节、椎前神经节和神经丛等。

交感干神经节位于脊柱两侧，源自颅底，终至尾骨，由节间支连成两条交感干，两干在尾骨前面结合为一个尾节。

交感干借交通支和相应的脊神经相连。交通支分为白交通支和灰交通支两种。白交通支内含有脊髓侧角细胞发出的具有髓鞘的节前纤维，由于髓鞘反光发亮而呈白色。节前纤维自侧角发出后，经脊神经前根进入脊神经，随脊神经穿出椎间孔以后，就离开脊神经以白交通支进入交感干。灰交通支是由椎旁节细胞发出的节后纤维组成。因为多数为无髓鞘纤维，所以颜色灰暗。

椎前神经节位于脊柱的前方，呈不规则的节状团块，其中包括腹腔神经节、肠系膜上神经节及肠系膜下神经节等。由椎前神经节发出的节后纤维攀附在动脉外面形成神经丛（如腹主动脉丛、腹下丛等），分布自动脉至腹腔、盆腔各脏器。

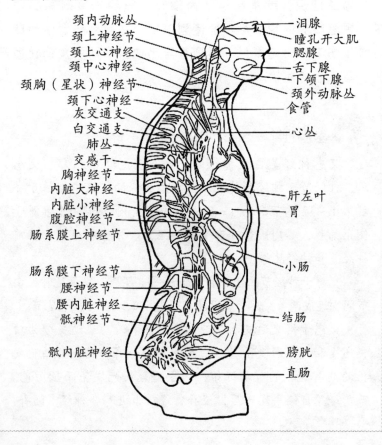

★急性胃黏膜病变的临床表现

消化道出血是急性胃黏膜病变的最主要的临床表现，多数患者有呕血或黑粪，起病时可伴有上腹部不适，如烧灼感、疼痛、恶心、呕吐及反酸等症状。和其他有上消化道出血症状的疾病相较而言，急性胃黏膜病变的特点是：患者通常有服用有关药物、酗酒或可导致应激状态的病史；发病非常突然，可在数小时或数日内出现呕血、黑粪。

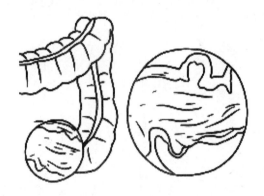

★急性胃黏膜病变的诊断及鉴别诊断

◆急性胃黏膜病变的诊断

对于一些有经验的临床医生而言，通过仔细地询问病史及患者的临床表现通常不难做出诊断，因此，就诊时一定准确客观地回答医生的询问，对本病诊断具有重要意义的线索包括服药史、饮食史、疾病史及情绪、环境、精神因素对身体的影响。

◆急性胃黏膜病变的鉴别诊断

▲消化性溃疡出血

有慢性规律性、节律性上腹痛病史，胃镜、X线钡餐检查可见溃疡病灶存在。

▲食管静脉曲张破裂出血

有肝硬化病史，出血量大而凶猛，胃镜可见食管静脉曲张及出血部位。

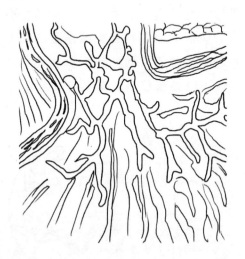

▲胃癌

多见于老年患者，有乏力、食欲缺乏、贫血及消瘦等表现，胃镜可见癌性病灶。

▲弥散性血管内凝血（DIC）

常伴发多脏器、组织出血，应查凝血及凝血酶原时间、3P试验、纤维蛋白原等。

 幽门螺杆菌与急性胃黏膜病变

许多幽门螺杆菌的研究证明，幽门螺杆菌（Hp）感染与慢性活动性胃炎密切相关。也有证据显示，Hp感染和消化性溃疡，尤其是十二指肠溃疡的复发密切相关。

Hp引起急性胃黏膜病变的机制可能和慢性胃炎相同：① Hp含有大量的尿素酶，可水解食物中的尿素生成氨。作用于氢离子受体，释放NH_4^+-H^+离子，使局部pH值上升，引起细胞损害和炎症。②在尿素酶分解部位，高浓度的氨经过直接影响胃上皮细胞的Na^+-K^+-ATP酶促使组织损害。③尿素在细胞连接外快速水解导致H^+从胃腺体经黏液进入胃腔，正常通过的胃上皮环境变化，产生逆弥散。上述作用，Hp将引起胃黏膜充血水肿、糜烂、坏死或溃疡形成。临床上通常表现为上腹痛、腹胀、纳差、反酸、嗳气等上消化道症状，严重者引发上消化道出血。

预防治疗

★急性胃黏膜病变的预防

注意饮食，多吃清洁易消化食物；戒烟、酒；对胃黏膜有刺激作用的药物宜在饭后服用。

★急性胃黏膜病变的治疗

◆一般治疗

首先去除病因，暂停或停止服用可能导致胃黏膜损伤的药物，积极治疗引发应激状态的原发病，卧床休息，流质饮食，忌烟、酒、茶、咖啡以及辛辣刺激性食物，必要时禁食。

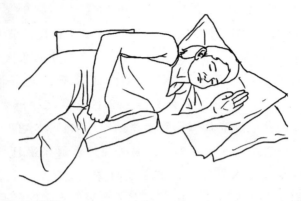

◆支持治疗

静脉补液（补充水分、电解质和营养），对于出血量大，有休克症状的患者还应考虑输血、输血浆等。

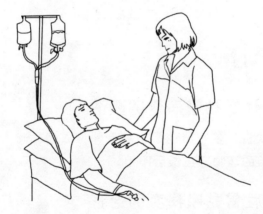

◆药物治疗

包括口服止血药，如云南白药、三七粉；静脉注射或口服雷尼替丁、西咪替丁、奥美拉唑等药物来控制胃酸分泌达到止血的目的。目前质子泵抑制药是临床治疗急性胃黏膜病变的常见药物，配合使用胃黏膜保护药物疗效更好。也可在胃镜下进行止血，通过胃镜直接喷洒止血药，或者采取电凝、激光或微波的方法止血。

急性胃黏膜病变的危险性

（1）在老年常见疾病患者中（如心脑血管疾病、呼吸道疾病），如果发生急性胃黏膜病变，病死率可高达23%。这主要是因为急性胃黏膜病变造成的消化道出血，可增加原有脏器的负担，如缺血、缺氧导致心肺及肾衰竭。

（2）严重疾病的患者，如脑卒中、心肌梗死、晚期肿瘤、严重外伤及手术后患者如发生急性胃黏膜病变引起的上消化道大出血，往往是病情恶化的标志。危重患者合并急性胃黏膜病变的病死率达到50%以上。有统计数据表明，在脑卒中患者中出现急性胃黏膜病变的患者，其病死率可高达80%。

（3）合并出现严重并发症者，包括上消化道出血导致休克及出现穿孔的患者。

日常保养

★急性胃黏膜病变患者注意事项

◆日常生活

培养良好健康的饮食生活习惯对于预防本病的发生具有重要意义，平时尽可能避免酗酒、戒烟，勿进食太过辛辣刺激性的食物、忌饮浓茶和浓咖啡。维持平和健康的心理状态，不要过于焦虑、忧郁或悲伤。

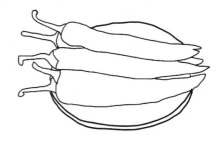

◆合理服药

要充分掌握所用药物的不良反应，避免"乱服药、滥服药"。对于因病需要长时间服用阿司匹林、激素类和活血化瘀药物的患者，应注意观察服用药物期间的不适症状，制订合理的服药时间，必要时同时服用胃黏膜保护药物。尤其需要指出的是，倡导"少服药，不乱服药"，但绝不是"因噎废食"，在医生的指导下合理应用药物对治疗老年患者的常见病、控制疾病发展、预防心脑血管意外的产生、改善生活质量都具有重要意义。

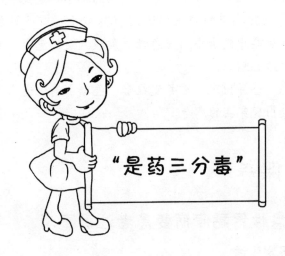

五　慢性胃炎

认识疾病

　　慢性胃炎是指不同病因引起的胃黏膜的慢性炎症或萎缩性病变。通常分为慢性浅表性胃炎和慢性萎缩性胃炎，或二者兼具。临床非常多见。

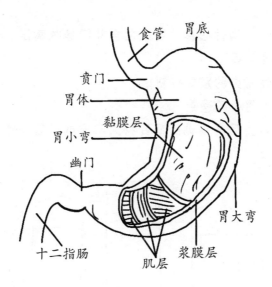

★慢性胃炎的病因及发病机制

◆慢性胃炎的病因

▲生物因素

细菌特别是幽门螺杆菌（Hp）感染，是慢性胃炎的主要病因。在慢性活动性胃炎，Hp检出率可达90%。

▲物理因素

长期饮酒、浓茶、浓咖啡，常食过热、过冷、过于粗糙的食物，可造成胃黏膜的损伤。

▲化学因素

某些药物（包括非甾体抗炎药、洋地黄等）、长期吸烟、胆汁反流等都能破坏胃黏膜屏障。

▲免疫因素

慢性萎缩性胃炎患者的血清中能够检出壁细胞抗体，伴有贫血者还能检出内因子抗体。

▲其他

尿毒症、慢性心衰、肝硬化合并门静脉高压、营养不良都能引起慢性胃炎。

◆慢性胃炎的发病机制

▲急性胃炎的遗患

急性胃炎后，胃黏膜病变持久不愈或反复发作，都能形成慢性胃炎。

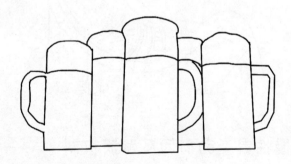

▲刺激性食物和药物

长期服用对胃黏膜有强烈刺激的饮食和药物，如浓茶、烈酒、辛辣或水杨酸盐类药物；或吃饭时不充分咀嚼，粗糙食物反复损伤胃黏膜；或过度吸烟，烟草酸直接作用于胃黏膜导致损伤。

▲十二指肠液的反流

　　研究发现，慢性胃炎患者因为幽门括约肌功能失调，常引起胆汁反流，可能是一个重要的致病因素。胰液中的磷脂、胆汁和胰消化酶一起，能溶解黏液，并破坏胃黏膜屏障，促使 H^+ 和胃蛋白酶反弥散入黏膜，进一步引起损伤。由此导致的慢性胃炎主要在胃窦部。胃－空肠吻合术患者因胆汁反流而导致胃炎者十分常见。消化性溃疡患者几乎都伴有慢性胃窦炎，可能与幽门括约肌功能失调相关。烟草中的尼古丁能使幽门括约肌松弛，所以长期吸烟者可助长胆汁反流而形成胃窦炎。

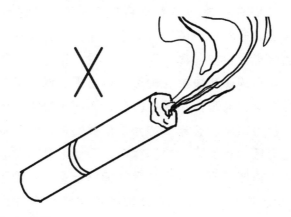

▲免疫因素

　　免疫功能的改变在慢性胃炎的发病上已普遍受到重视，萎缩性胃炎，尤其是胃体胃炎患者的血液、胃液或在萎缩黏膜内可以找到壁细胞抗体；胃萎缩伴恶性贫血患者血液中发现存在内因子抗体，说明自身免疫反应可能为某些慢性胃炎的有关病因。

▲感染因素

1983 年 Warren 与 Marshall 发现慢性胃炎患者在胃窦黏液层接近上皮细胞表面有大量幽门螺旋杆菌存在，其阳性率高达 50% ~ 80%，这种细菌可能参与慢性胃炎发病。但目前尚难肯定。

★ 慢性胃炎的临床表现

◆ 常见症状

上腹部胃脘的疼痛及饱胀不适是慢性胃炎最为常见的症状。慢性胃炎的疼痛可分为很多不同的性质，有的患者表现为刺痛，有的表现为隐隐作痛，有的患者疼痛也可以比较剧烈。总的来讲，慢性胃炎的疼痛不像消化性溃疡那样规律鲜明。十二指肠球部溃疡患者常有空腹时疼痛，进食后能缓解，通常夜间多发。而慢性胃炎患者通常没有这样鲜明的节律，有的进食后胃部疼痛反而有所加重。但是，某些慢性胃炎患者也可出现泌酸过多的现象，而出现类似于消化性溃疡的节律性疼痛，甚至服用了止酸药（如西咪替丁、奥美拉唑等）后疼痛可缓解，临床上称为溃疡样的消化不良现象。慢性胃炎患者经常伴有胃动力的障碍，因而很多患者表现为胃脘部饱胀感或胀闷感，进食之后胀闷感严重；有的患者常常表现为饱胀不适。其他动力障碍的症状包括嗳气频频、吞酸、泛恶、呕吐、嘈杂等，有时也可因为胃液反流侵袭食管，而出现烧灼感。

◆ 一般症状

慢性胃炎患者也可合并食欲不振、腹泻、乏力、消瘦、头晕、失眠等。体检时可发现上腹部有压痛，并见消瘦、贫血等体征；患者经常出现舌苔上的变化，如舌苔厚腻、色黄等。慢性胃炎的上述症状多与饮食有密切的关系，患者常因为进食刺激性食物（如过冷、过硬、辛辣等）而诱发。若胃炎在急性活动期，特别是合并糜烂者，临床上还可发生出血。出血可能是反复少量的，或者是大出血，表现为黑粪等，但通常在3～4日自愈而止，数月、数年后亦可再发。

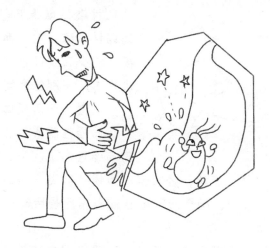

★ 慢性胃炎的诊断及鉴别诊断

◆ 慢性胃炎的诊断

根据症状，如饭后上腹部饱胀、疼痛及厚腻的舌苔，可考虑胃炎的存在。但如要肯定诊断进一步明确部位及程度就必须通过胃镜及活组织检查。同时还必须排除溃疡病、胃癌、慢性肝病及慢性胆囊病，不能满足于胃炎的诊断。慢性胃炎的诊断应包括病因和病变部位、组织形态学（包括炎症、活动性、萎缩、肠上皮化生以及 Hp 有无）。

◆ 慢性胃炎的鉴别诊断

▲ 胃癌

慢性胃炎的症状如食欲不振、上腹不适、贫血等，以少

数胃窦胃炎的X线征象与胃癌相似，需特别注意鉴别。绝大

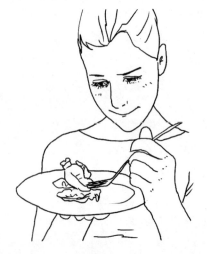

多数患者胃镜检查以及活检有助于鉴别。

▲消化性溃疡

两者都有慢性上腹痛，但消化性溃疡以上腹部规律性、周期性疼痛为主，而慢性胃炎疼痛极少有规律性并以消化不良为主。鉴别依靠胃镜检查。

▲慢性胆道疾病

如慢性胆囊炎、胆石症通常有慢性右上腹痛、腹胀、嗳气等消化不良的症状，经常误诊为慢性胃炎。但该病胃肠检查没有异常发现，胆囊造影及B超异常可最后确诊。

▲其他

如肝炎、肝癌及胰腺疾病也可因出现食欲不振、消化不良等症状而延误诊治，全面查体及相关检查可防止误诊。

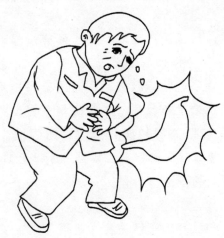

胃　镜

　　胃镜是一种医学检查方法，也是指这种检查使用的器具。胃镜检查可以直接观察到被检查部位的真实情况，更可以通过对可疑病变部位进行病理活检及细胞学检查，有助于进一步确诊，是上消化道病变的首选检查方法。它借助一条纤细、柔软的管子伸进胃中，医生可以直接观察食管、胃和十二指肠的病变，特别是对微小的病变。最早的胃镜是德国人库斯莫尔在1868年借助江湖吞剑术发明的库斯莫尔管，它其实就是一根细长的金属管，末端装有镜子。但由于这种胃镜容易戳破患者食管，因此不久就被废弃了。

　　1950年，日本医生宇治达郎成功发明软式胃镜的雏形——胃内照相机。

　　目前临床上最先进的胃镜为胶囊内镜。

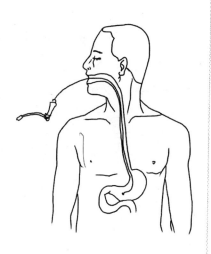

　　胶囊内镜是一种全新的医学检查方法，因为其具有器具体积小、方便的特点，得到了广泛的临床应用。其临床应用优势包括：

　　扩展视野：全小肠段真彩色图像拍摄，清晰微观，突破了小肠检查的盲区，显著提高了消化道疾病诊断检出率。

　　安全卫生：胶囊是一次性使用，有效避免了交叉感染。

胶囊外壳使用耐腐蚀医用高分子材料，无毒、无刺激性，可以安全排出外。

舒适自如：只需吞服一颗胶囊，检查过程无痛、无创、无导线，也不用麻醉，不耽误正常的工作和生活。

操作简便：告别繁琐的操作，三个步骤清晰便捷。医生只需回放胶囊所拍摄到的图像资料，就能对病情做出诊断。

预防治疗

★ 慢性胃炎的预防

◆ 去除病因

应及早去除引起急性胃炎的病因，避免单独应用非甾体抗炎药物，如阿司匹林、吲哚美辛等，及早治疗口腔和咽部的慢性感染。对患有慢性肝、胆疾病，尿毒症以及全身性疾病患者，应针对原发病进行治疗。应禁食过硬、过冷、过辣、过粗糙和刺激性食物，不酗酒，饮食需节制，易消化，定时定量，并能保证营养的供应。

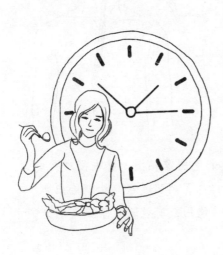

◆ 饮食健康

生活中应尽可能地避免精神紧张，思想开朗、情绪稳定有助于防治胃炎，并能够调节消化系统功能；注意劳逸结合以及气候变化，不要着凉。在发作期应避免体力劳动，并且不上夜班，严重的患者也可适当休息；饮食上应注意避免生、冷、酸、辣、硬、油炸食物，少量多餐，粗粮细做，以利于病情的稳定，避免疾病急性发作或复发；患者应戒烟、酒和浓茶。

★ 慢性胃炎的治疗

◆ 对症治疗

有反酸或胃出血者，可予以制酸剂如 H_2 受体拮抗药；有腹胀、恶心呕吐者，可给予胃动力药如甲氧氯普胺、多潘立酮；有胃痉挛痛者，可给予解痉剂等。

◆ 营养、保护胃黏膜

可予以养胃冲剂、维酶素，伴恶性贫血者应给予维生素 B_{12} 及叶酸。有糜烂者可加用黏膜保护剂如枸橼酸铋钾、麦滋林 -S 等。

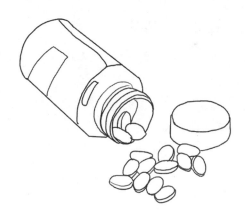

◆ 清除 Hp 感染

对 Hp 感染的慢性活动性胃炎，如中至重度萎缩性胃炎、中至重度肠化生、不典型增生患者，应行清除 Hp 感染治疗，目前建议的主要方案有以下三种。

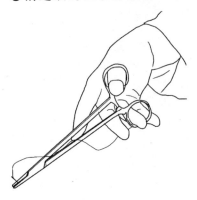

（1）PPI 标准剂量＋两种抗生素（阿莫西林 1.0 克、克拉霉素 0.5 克、甲硝唑 0.4 克或呋喃唑酮 0.1 克，每天 2 次，疗程 1~2 周）。

（2）铋剂标准剂量＋两种抗生素，剂量同上，疗程 1~2 周。

（3）PPI＋铋剂＋两种抗生素四联疗法，剂量同上，疗程 1~2 周。

◆手术治疗

萎缩性胃炎伴重度不典型增生或重度肠腺化生等，可考虑外科手术治疗。

 需抗 Hp 治疗的情况

Hp 阳性的慢性胃炎的患者如果具有下列几种情况之一，就需要抗 Hp 治疗。

（1）有胃癌家族史（家里的父母或者兄弟姐妹患有胃癌）。

（2）胃镜或者活检发现明显异常，如病理提示有中至重度萎缩、中至重度肠化生、异型增生或者内镜下可见胃黏膜糜烂。

（3）症状反复，程度重，常规治疗效果不佳。

（4）伴有十二指肠球炎。

另外，对于长期服用阿司匹林的老年人所患的慢性胃炎，若有 Hp 感染，目前也倾向于抗 Hp 治疗。

日常保养

★慢性胃炎患者日常生活注意事项

◆注意天气变化

注意在气候变化的季节里及时添加衣物，保持室内温暖、空气流通，避免因受寒而引起病情加重。

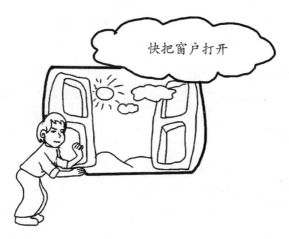

快把窗户打开

◆调整情绪

本病患者要常常保持心情舒畅，合理安排生活，保持正常的生活作息规律，以免劳累过度。紧张、焦虑、恐惧等精神因素，可使迷走神经兴奋，结果造成胃酸和胃蛋白酶分泌过多；精神因素还可导致糖皮质激素分泌增多，糖皮质激素有刺激胃液分泌及减少胃表面黏液生成的作用。精神因素可导致胃酸、胃蛋白酶分泌增加，胃黏液保护层（黏液屏障）变得稀薄。这种情况下，很容易发生胃炎，特别是气滞型的患者，更应避免因情志因素致病情加重。

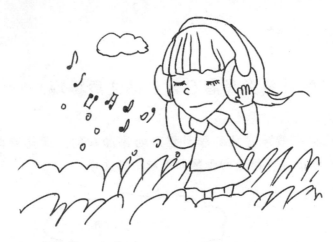

◆ 多吃蔬菜、水果

　　蔬菜、水果是人体维生素、无机盐以及膳食纤维的主要来源。蔬菜品种多，营养成分差异较大，其中柿子椒和绿叶蔬菜富含维生素 C，橙黄色的菜含有胡萝卜素较多。因此，应经常变换品种或各种蔬菜合炒，方可收到营养素互补的效果。蔬菜、水果中除了含有丰富的维生素、无机盐之外，还含有丰富的膳食纤维。水果中含有丰富的有机酸及多种消化酶，能帮助消化、促进食欲、增强胃肠蠕动，有助于排便、降低胆固醇，减少胃炎的发生。

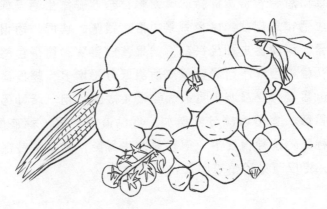

◆饮食习惯和方式

　　饮食无规律，饥一顿饱一顿，可导致胃肠运动功能紊乱、消化液分泌失常；进食太快、暴饮暴食，造成胃肠负担加重，可引起胃炎发作。平时要把握进餐量，不能因为是喜好的食物而多吃、猛吃，应减少胃的负荷，便于食物消化，注意三餐规律，按时就餐，细嚼慢咽，宜一日三餐定时定量。有胃炎的人要注意饮食。春季是各种慢性胃炎、胃溃疡等疾病最容易发生的季节。平时最好多喝点山药粥、小米粥，对山楂、乌梅等酸性食物一定要禁食。

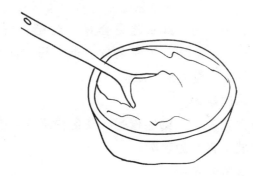

 萎缩性胃炎和胃萎缩

　　其实，"胃萎缩"是一种不规范的用语，容易给患者留有一种印象就是"胃缩小了"，其实"胃萎缩"指的是"萎缩性胃炎"。实际上胃萎缩、萎缩性胃炎患者的胃并没有"缩小"，只是胃壁中有一层叫作"黏膜层"的结构变薄了，黏膜层由很多"腺体"构成，因为反复的炎症，造成"固有腺体"减少，这从肉眼上是看不出来的，需要取活检送病理检查才可以诊断。

★慢性胃炎患者日常饮食注意事项

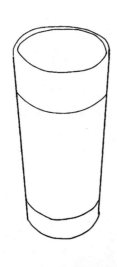

◆纠正不良饮食习惯

少食肥甘，避免食用太过刺激的食物，不可偏嗜。

◆忌烟酒

有资料显示，慢性酒精中毒者，慢性胃窦炎发病率达80%；每天吸烟超过20支者，胃炎发病率达43.3%。

◆避免过多不易消化的食物

如应避免坚硬、粗糙、纤维过粗的食物，饮食需软、温、缓，烹调宜用蒸、煮、熬、烩。

◆避免暴饮暴食

进食应从容不迫，细嚼慢咽，使食物充分与唾液混合以助消化，并减少胃部的刺激。

◆饮食宜按时定量

发作时应少吃多餐，尽可能不吃零食，减少胃功能的负荷和胃扩张。

◆食物宜营养丰富

含有维生素A、B族维生素、维生素C的食物，有利于保护胃黏膜和促使胃黏膜恢复，并能够提高其防御能力。

六　胃溃疡

认识疾病

胃溃疡是指胃黏膜被胃液所消化而造成的超过黏膜肌层的坏死糜烂面。胃溃疡可发生于任何年龄，以 45～55 岁最常见，65 岁以上老年人胃溃疡的发生率为 5.2% 左右。胃溃疡是消化系统常见的疾病，其

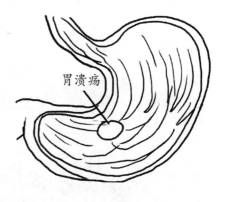

胃溃疡

特征性的表现为餐后慢性中、上腹疼痛，可伴有嗳气、泛酸、烧心等症状，严重时可发生黑粪和呕血。

★ 胃溃疡的形成过程

正常胃黏膜每天分泌胃液，其中包括胃酸和一些黏液，纯酸性的胃液能够破坏及消化包括胃在内的一切活组织，但是胃黏膜为什么没有遭到自己分泌的胃酸的侵蚀呢？这是因为正常胃黏膜表面具有黏膜屏障系统，就像万里长城一样，将外来入侵者挡在门外，从而保护自己的胃黏膜。这种黏膜屏障系统有黏稠的黏液、黏膜上皮以及黏膜细胞的高度更新能力，还包括胃壁丰富的血液供应、碱性的胰液和十二指肠液的中和作用以及胃的正常排空功能，它们均为有效的防卫

系统。但是一旦外来入侵的力量大于屏障系统的抵御能力，胃黏膜就会受到损伤，在表面形成糜烂或溃疡，这些有害的物质有胃酸、胃蛋白酶、胆汁反流、药物、乙醇、细菌感染等。

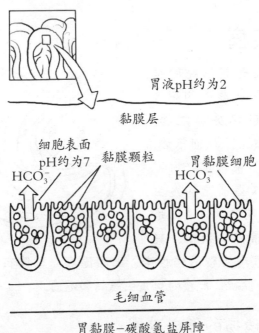

胃黏膜-碳酸氢盐屏障

★胃溃疡的病因及发病机制

◆胃溃疡的病因

▲感染因素

Hp 对胃溃疡发生的作用仍很难解释，因很多 Hp 感染者中只有少数发生胃溃疡，然而几乎所有的胃溃疡者合并慢性活动性胃炎，Hp 是胃炎的发病及蔓延的主要病因，Hp 被清除则胃炎消失。Hp 感染的定量研究表明，胃溃疡尤其是位于胃上半部的溃疡，经常合并严重的 Hp 感染。

▲环境因素

不同国家、不同地区本病的发生率不同，不同的季节发病率也不一样，说明地理环境和气候也是重要因素。此外，本病还可在其他原发病如烧伤、重度脑外伤、胃泌素瘤、甲旁亢、肺气肿、肝硬化、肾衰竭的基础上发病，即所谓"继发性溃疡"，这可能和胃泌素、高钙血症及迷走神经过度兴奋相关。

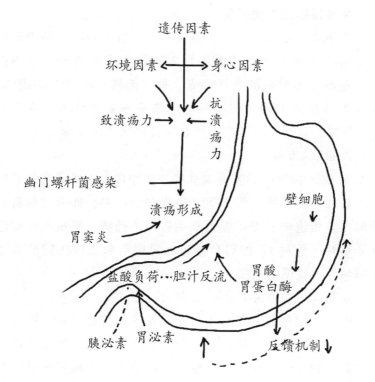

▲遗传因素

胃溃疡有时有家族史，特别是儿童溃疡患者有家族史者可占 25%～60%，此外 A 型血的人比其他血型的人易患此病。

▲化学因素

长期饮用酒精或长期服用阿司匹林、皮质类固醇等药物易致此病发生，另外长期吸烟和饮用浓茶似亦有一定关系。

▲生活因素

溃疡病患者在有些职业如司机和医生等人当中似乎更为常见，可能与饮食欠规律有关，工作过于劳累也可能诱发本病。

◆胃溃疡的发病机制

胃溃疡的发病机制，非常复杂。经过大量临床观察和实验室研究，基本一致的看法是胃酸与胃蛋白酶的"自身消化"是溃疡病发病的直接因素，即"无酸无溃疡"的说法。但是胃溃疡患者的胃酸有时并不高于一般正常人，甚至更低，所以，显得更加复杂。有以下几种发病机制学说：

▲ H^+ 的反渗

H^+ 进入损害的黏膜是致病的重要原因。正常的胃黏膜因为上皮细胞的致密连接而可避免胃酸的反渗，即所谓的胃黏膜屏障。但这个屏障可被过量的胃酸、酒精、阿司匹林或胆汁所破坏，这样 H^+ 即可反渗进入黏膜引起上皮细胞的炎症和破坏，促使溃疡形成。

▲胃幽门功能失常

胃幽门功能失常包括十二指肠反流及胃窦滞留。胃溃疡患者常常伴随胃十二指肠反流和胃窦蠕动减弱，随着溃疡的愈合胃窦蠕动又可以恢复正常。这都说明反流和胃窦滞留与溃疡的发生有密切联系。反流液多是胆汁，胆盐为黏膜屏障的破坏因素，胃窦滞留后刺激胃窦部G细胞分泌胃泌素增加，这均为引起胃溃疡的重要因素。

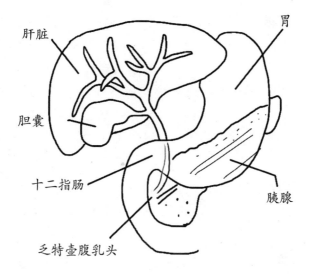

肝脏

胃

胆囊

十二指肠

乏特壶腹乳头

胰腺

▲交界学说

胃溃疡多发生于不同的黏膜交界及肌肉交界处。即胃窦小弯壁细胞黏膜交界处和纵行肌与斜行肌交界处。这里的黏膜多为不产酸黏膜却易受胃酸胃蛋白酶的作用。

★ 胃溃疡的临床表现

◆腹痛

胃溃疡经常有腹痛的表现。胃溃疡腹痛部位常常在上腹中线的左侧或左上腹部；位于胃小弯高位的溃疡、贲门或胃底部的溃疡，疼痛可发生在前胸的左下部位；胃溃疡位于后壁或向后穿透胰腺时，可以发生后背疼痛。胃溃疡患者在腹痛的同时，常产生嗳气、反酸、灼热、嘈杂等感觉，甚至还有恶心、呕吐、呕血、便血等。

◆体重减轻

多数胃溃疡患者有明显的体重减轻，这是由于热量摄入减少的结果。胃溃疡患者经常在进食后引起腹痛，不进食则

不疼痛，所以为了减少疼痛，患者宁可少吃或不吃。由于食

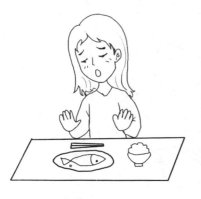

物的种类和量与疼痛有关，常常使患者过于慎重地选择食品或减少饮食量。由于这个缘故，长期热量摄入不足，就会导致体重下降，甚至营养不良。体重减轻有时相当明显，如果发生在 40 岁以上的患者，甚至会使临床医生怀疑为恶性肿瘤。

◆出血

胃溃疡极易出血，且出血量大，容易复发。

◆其他

食欲不振，饭后胀满、恶心、呕吐等这些均为一些不典型的胃溃疡症状。

 老年人胃溃疡的症状

（1）老年人胃溃疡通常面积较大，直径常可超过 2.5 厘米。

（2）老年人的疼痛症状不典型，通常腹痛比年轻人要轻，并且没有规律性，和饮食的关系不密切，腹部的体征也不太显著，有时候疼痛常被误诊为心绞痛。

（3）与年轻人相比，老年胃溃疡患者更容易引发大出血，如呕血和排黑色粪便，进而危及生命。

★胃溃疡的诊断及鉴别诊断

◆胃溃疡的诊断

▲临床特点

餐后 2 小时出现深在的上腹痛，一般无异常体征。

▲辅助检查

胃溃疡的诊断主要依靠病史症状、胃镜加活检、钡餐检查。此外胃酸测定、血清胃泌素测定、血清钙测定也有一定的诊断及鉴别诊断意义。近年随着电子胃镜的应用，胃溃疡的诊断符合率很高。

◆胃溃疡的鉴别诊断

▲功能性消化不良

功能性消化不良经常有消化不良综合征，如反酸、嗳气、恶心、上腹饱胀不适，但胃镜及钡餐检查多无阳性发现，属功能性。

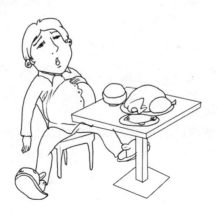

▲慢性胃、十二指肠炎

慢性胃、十二指肠炎有慢性无规律性上腹痛，胃镜有助于鉴别，多示慢性胃窦炎和十二指肠球炎但无溃疡。

▲胃泌素瘤

胃泌素瘤也叫作卓－艾综合征，是胰腺 δ 细胞分泌大量胃泌素所致。诊断要点为：① BAO > 15 毫摩尔／小时，BAO/MAO > 0.6；② X 线检查示非典型位置溃疡，尤其是多发性溃疡；③难治性溃疡，易复发；④伴腹泻；⑤血清胃泌素增高 > 200 皮克／毫升（通常 > 500 皮克／毫升）。

▲胃癌

最重要的鉴别诊断方法为胃镜加活检和钡餐检查。胃镜检查时需做活检，以判断良恶性。对于胃溃疡应行胃镜检查加活检连续追踪观察。

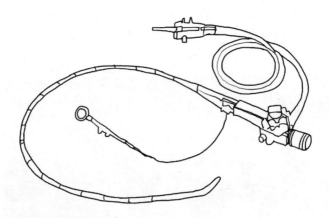

▲胃黏膜脱垂症

胃黏膜脱垂症间歇性上腹痛，制酸剂无法缓解，而改变体位如左侧卧位可能缓解。胃镜、钡餐有助于鉴别。X 线钡餐检查可见十二指肠球部有"香蕈状"或"降落伞状"缺损阴影。

▲其他

此外，并发大出血时还需与门脉高压症所致的食管胃底静脉破裂出血进行鉴别。并发穿孔时还应与各种常见急腹症进行鉴别，如胰腺炎、阑尾炎、胆道疾患、肠梗阻等。

鉴别胃溃疡的良、恶性

（1）临床表现：恶性溃疡通常发生在年龄较大的患者，多在 45 岁以上；疼痛药物治疗效果较差，刚开始服药时腹痛可能会缓解一些，但是后来腹痛还是会表现为越来越严重。需注意的是，腹痛缓解并不说明溃疡一定是良性的，若只是自行服药，服药后症状缓解了就不做胃镜检查是非常危险的，可能会掩盖病情，漏掉一些恶性疾病。因此必须做一些必要的检查，特别是近期出现体重下降、消瘦、乏力、大便变黑和贫血的患者。

（2）胃镜下表现：恶性溃疡通常形状是不规则的，边缘不太整齐，表面留有比较污秽的苔，周边的黏膜组织也比较僵硬。

（3）组织活检：以上所述临床表现与胃镜下表现只是有助于大致判断溃疡的良、恶性，只有对溃疡组织取活检得到的病理学依据证实有无癌细胞才是明确溃疡的良、恶性的金标准。

预防治疗

★胃溃疡的预防

◆烟

吸烟者比不吸烟者溃疡病发生率高 2 倍，吸烟影响溃疡愈合并可促进溃疡复发，其可能机制包括：

（1）吸烟可以促使胃酸及胃蛋白酶原分泌增多。

（2）吸烟可能抑制胰腺分泌 HCO_3^- 盐，进而削弱中和球部内酸性液体的能力。

（3）吸烟可影响幽门括约肌关闭功能，从而造成胆汁反流，破坏胃黏膜屏障；吸烟可使胃排空延缓，并影响胃十二指肠运动功能。

（4）吸烟可抑制胃十二指肠黏膜内前列腺素合成，减少黏液量与黏膜血流量，从而降低黏膜的防御功能。

◆饮食

酒、咖啡、浓茶、可口可乐等饮料可以刺激胃酸分泌增多，易诱发溃疡病。吃精制低纤维素食物者比吃高纤维素者溃疡发病率高。有研究显示，多渣食物或许有促进表皮生长因子或前列腺素释放增加的作用。

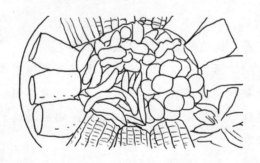

◆精神因素

长期精神紧张、焦虑或情绪波动的人容易患溃疡。人在应激状态时，可能促进胃的分泌及运动功能增强，胃酸分泌增多和加速胃的排空，同时因为交感神经兴奋使胃十二指肠血管收缩，黏膜血流量下降，降低了黏膜自身防御功能。

◆药物

长期口服非甾体抗炎药有 10%～25% 的患者患有溃疡

病，其中以胃溃疡比较多见。除药物对胃十二指肠黏膜直接刺激作用外，主要是因为这类药物抑制体内的环氧化酶活性，使得黏膜内前列腺素合成减少，削弱了对黏膜的保护作用。阿司匹林原物为脂溶性的，能穿透上皮细胞膜破坏黏膜屏障。

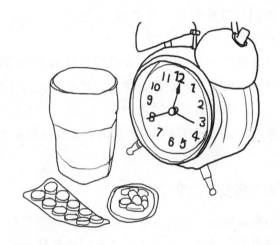

★ 胃溃疡的治疗

◆ 药物疗法

（1）抑酸药和保护胃黏膜药物是胃溃疡治疗的主要药物：可以选择的抑酸药种类很多，主要有 H_2 受体拮抗药及质子泵抑制药（PPI），对于胃溃疡，现在通常选用 PPI 制剂中的一种来治疗。老年人用药更要慎重，雷贝拉唑长期服用相对更安全一些。

保护胃黏膜药物包括硫糖铝、枸橼酸铋钾、替普瑞酮、L-谷氨酰呱仑酸钠和依卡倍特钠颗粒以及米索前列醇。

胃溃疡治疗的疗程一般是 4~8 周，医生也会根据具体情况选择复查胃镜的时机。

（2）根除螺杆菌治疗：对于胃溃疡且有幽门螺杆菌（Hp）感染的患者，必须进行根除 Hp 治疗，从而降低溃疡复发。目前主要是给予三联根治疗法，以质子泵抑制药或胶体铋药为基础添加两种抗生素（如克拉霉素、阿莫西林、甲硝唑），疗程 7～14 天。胃溃疡患者在根除螺杆菌结束后还应继续服用质子泵抑制药常规剂量，总疗程 4～8 周。

◆手术治疗

随着治疗溃疡药物的发展，现在需要外科手术的胃溃疡比以往明显减少，但是当胃溃疡患者出现严重消化道出血经内科保守治疗无效、急性穿孔、瘢痕性幽门梗阻、产生癌变或者严格内科治疗无效的顽固性溃疡时，仍需要考虑外科手术治疗。

胃溃疡复查的重要性

胃溃疡正规治疗后应复查胃镜，特别是老年患者，一是了解溃疡愈合的情况，二是对原来曾怀疑有恶性情况的溃疡进行复查，三是取组织活检验证溃疡的良、恶性，由于组织活检只能取几块黏膜组织，多次取组织活检及短期内复查有助于医生判断一些比较难于鉴别的溃疡病变的良、恶性。

日常保养

★胃溃疡患者日常生活注意事项

◆生活规律

生活要尽可能的规律，避免过度劳累，戒烟和戒酒，由服用非甾体抗炎药引起溃疡的患者应尽量停用这类药物。溃疡病发作与气候变化有一定的关系，因此溃疡患者必须注意天气变化，根据节气冷暖，及时添减衣被。

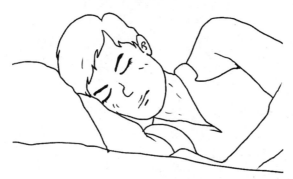

◆加强营养

溃疡病期间，应注意饮食，增加营养，选用容易消化，含足够热量、蛋白质及维生素丰富的食物；例如稀饭、细面条、牛奶、软米饭、豆浆、鸡蛋、瘦肉、豆腐或豆制品，以及富含维生素A、维生素B、维生素C的食物，如新鲜蔬菜及水果等。胃酸多的患者应少饮牛奶。不吃辛辣的食物，禁止吃刺激胃酸分泌的食物，以及过甜、过酸、过咸、过热 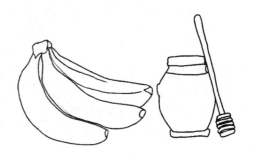 及生、冷、硬的食物。一日三餐定时定量，饥饱适中，细嚼慢咽，少说话，用餐时不看书报、不看电视，是促使溃疡愈合的良好习惯。为避免患者大便干燥，还应常吃些琼脂、香蕉、蜂蜜等能润肠的食物。

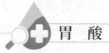

胃 酸

胃酸指胃液中的分泌盐酸。胃是不断分泌胃酸的，其基础的排出率约为最大排出率的 10%，且呈昼夜规律变化，入睡后几小时达高峰，清晨醒来之前最低；胃酸，在这里具有两种意义，一是胃液中的胃酸；二是胃酸过多的症状，即胃泛酸；胃液中的胃酸（0.2% ～ 0.4% 的盐酸），可杀死食物里的细菌，保证胃和肠道的安全，同时增加胃蛋白酶的活性，有助于消化。胃液对消化食物起着重要作用，正常胃液呈酸性，空腹时为 20 ～ 100 毫升，100 毫升以上提示胃酸分泌增多。胃液分泌有一定的量，如分泌过多，就会发生吞酸、反胃、吐酸水等现象。

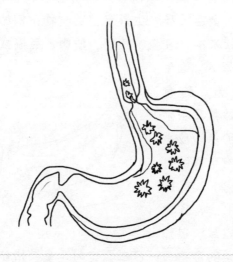

七　胃下垂

认识疾病

站立时，胃的下缘达盆腔，胃小弯角切迹降到髂嵴连线以下称为胃下垂。胃下垂是内脏下垂的一部分。

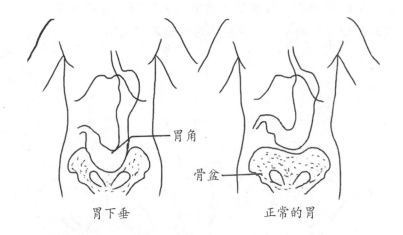

胃角

骨盆

胃下垂　　　　　　　正常的胃

★胃下垂的病因及发病机制

◆胃下垂的病因

正常情况下胃的形状可呈正张力型（J型）、高张力型（牛角型）及低张力型（鱼钩状型），幽门位于剑突及脐连线中点或脐水平附近。凡能造成膈肌下降的因素，包括膈肌活动力降低、腹腔压力降低、腹肌收缩力减弱、与胃连接的韧带过于松弛等都能导致胃下垂。由于体型或体质性因素使正常胃呈极度鱼钩状，即无张力型胃下垂，常见于瘦长体型妇女。另外，经产妇多次腹部手术有切口疝者、进行性消瘦者和卧床少动者也可见有胃下垂，主要与膈肌悬吊力不足、膈胃韧带和肝胃韧带松弛、腹内压下降及腹肌松弛等因素有关。

◆胃下垂的发病机制

因为病因及原发性疾病和体质的不同，胃下垂肌力低下的程度、韧带松弛的程度都有一定的差异，其下垂程度不同，临床表现也不同。如无力型者经常伴全身脏器下垂，其悬吊、固定脏器的组织韧带全部是低张力。而慢性消耗性疾病或久卧少动者，经常是以腹肌张力下降、膈肌悬吊力不足和胃肝韧带松弛为主，大多不合并全身脏器下垂。

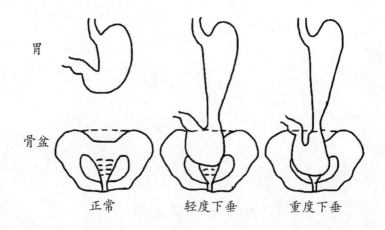

胃

骨盆

正常　　　　　轻度下垂　　　　　重度下垂

★胃下垂的临床表现

◆腹胀及上腹不适

多腹部有胀满感、沉重感及压迫感。

◆腹痛

多为持续性隐痛。常在餐后发生，与食量有关。进食量越大，其疼痛时间越长，且疼痛较重。同时疼痛与活动相关，饭后活动往往使疼痛加重。

◆恶心、呕吐

常在饭后活动时发作，尤其进食过多时更易出现。这是由于一次进入较大量食物，加重了胃壁韧带的牵引力而致疼痛，从而继发恶心、呕吐。

◆便秘

便秘多为顽固性，其主要可能由于同时伴有横结肠下垂，使结肠肝曲和脾曲成锐角，而致通过缓慢。

◆神经精神症状

因为胃下垂的多种症状长期折磨患者，使其精神负担过重，所以产生失眠、头痛、头昏、迟钝、忧郁等神经精神症状。还可出现低血压、心悸以及站立性昏厥等表现。

◆体检

可见瘦长体型，上腹部压痛点因为立卧位变动而不固定，有时用冲击触诊法，或患者急速变换体位时，可听见脐下振水声。上腹部易扪到主动脉搏动，常同时伴有肝下垂、肾下垂以及结肠下垂的体征。

★胃下垂的诊断及鉴别诊断

◆胃下垂的诊断

依据病史和临床表现：胃肠功能低下和分泌功能紊乱，常产生饱胀不适、厌食、嗳气、便秘、腹痛等，餐后站立过久和劳累后加重；体检通常体型消瘦，立位时，下腹部有时呈"葫芦样"外形，胃区可有振水音，上腹部易触到明显的腹主动脉搏动，经常伴有肝、脾、肾和结肠等器官的下垂。怀疑胃下垂患者主要根据X线检查确诊。

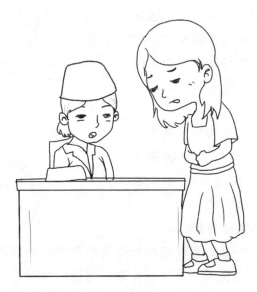

◆胃下垂的鉴别诊断

▲急性胃扩张

急性胃扩张常发生于创伤、麻醉及外科手术后数小时至一两天内或饱餐后不久出现，患者感觉上腹胀满或持续性胀痛，随后出现呕吐，主要为胃内容物，量小，但发作频繁，虽吐但腹胀不减，X线腹部平片可见扩大的胃泡和致密的食物残渣阴影，服用少量的钡剂可见扩张的胃形。

▲胃潴留

胃潴留多由于胃张力缺乏所致。另外，胃部或其他腹部手术引起的胃运动障碍，中枢神经系统疾病、糖尿病导致的神经病变，以及迷走神经切断术等都能引起本病。

产后胃下垂

　　产后的肚皮非常松懈，站起来的时候胃会下垂，如果平时不注意，进食很多，常常坐或站就会造成胃下垂。因此产后要束腰，尤其是吃饭的时候，一定要束腰后再吃。

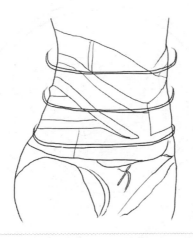

预防治疗

★ 胃下垂的预防

◆ 少食多餐

　　因为胃下垂患者消化功能减弱，过多的食物入胃，必然会滞留在胃内引起消化不良。所以，饮食调理的第一要求就是每次用餐量宜少，但次数可以增加，每日 4～6 餐为宜。

◆ 细嚼慢咽

　　胃下垂患者的胃壁张力减低，细嚼慢咽有利于消化吸收及增强胃蠕动和促进排空速度，缓解腹胀不适。

◆食物细软

平时所吃的食物应细软、清淡、易消化。主食应以软烂食物为佳，如面条要煮透煮软；副食要剁碎炒熟，少吃生冷蔬菜。但应注意的是，鱼肉不能过熟，因为鱼肉在半生不熟时最嫩且易消化，对胃的负担最小。

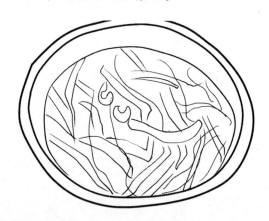

◆营养均衡

胃下垂患者大多体力与肌力都很弱，加之消化吸收不佳，容易出现机体营养失衡，所以较正常人更易感到疲劳和精神不振。因此，患者要注意在少量多餐的基础上尽量使膳食营养均衡，糖、脂肪、蛋白质三大营养物质比例适中。其中脂肪比例应偏低些。

◆减少刺激

刺激性强的食物如辣椒、姜、过量酒精、咖啡、可乐以及浓茶等，可使胃下垂患者的反酸、烧心症状加重，影响病情改善，因此这些食物应尽量少吃、少喝，有所限制。少量饮些果酒及淡茶有利于减缓胃下垂的发生和发展。

◆防止便秘

日常饮食中多调配些水果蔬菜，由于水果蔬菜中含有较多维生素和纤维素，特别是后者可促进胃肠蠕动，使粪便变得松软润滑，预防便秘发生。如可清晨喝杯淡盐水或睡前喝杯蜂蜜麻油水，以改善和消除便秘。

◆动静相宜

胃下垂患者积极参加体育锻炼有助于避免胃下垂继续发展，还可因体力和肌力增强而增强胃张力、胃蠕动，缓解症状。

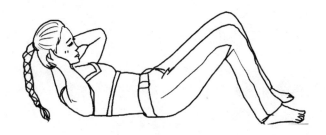

★ 胃下垂的治疗

（1）纠正不良的习惯性体位，加强腹肌锻炼，增强腹肌张力。

（2）加强营养，给予助消化药，增加腹腔内脂肪。

（3）对症治疗：上腹饱胀者可使用胃动力药如多潘立酮、莫沙必利，合并胃炎者给予胃黏膜保护剂。

（4）必要时可用腹带、胃托辅助治疗。

 胃黏膜保护剂

概念：具有保护和增强胃黏膜防御功能的一类药物统称为胃黏膜保护剂。

作用特点：胃黏膜保护剂的作用不但在于保护胃肠

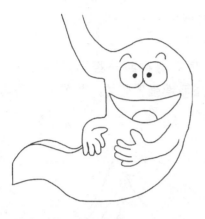

道黏膜屏障，还具有细胞保护作用，而且能促进黏液分泌，增强黏液屏障作用。

药理作用：进入胃肠道后能够迅速与黏膜结合，特别是与受损黏膜相结合后形成薄膜，覆盖在黏膜表面，使之不会受到各种有害物质（消化液、药物等）的侵袭，起到隔离作用。黏膜保护剂还可促进消化道黏膜细胞分泌黏液等保护性物质，有促进黏膜修复的作用。

主要品种：临床上常用的胃黏膜保护剂包括胶体铋、硫糖铝、施维舒、麦滋林等。

日常保养

★胃下垂患者日常生活注意事项

◆自我保养

治疗胃下垂，重要的是自我保健，加强锻炼，增强体质。这是根治本病的关键。积极参加体育活动，既可锻炼腹肌、增强体质，又可以使胃肠道分泌和蠕动增强，促进食欲，改善消化和吸收过程。运动项目及锻炼次数和时间应依据自己的身体状况量力而行，或饭后散步，或早晨跑步，练单杠等，以不感到紧张及过分疲劳为宜。每次锻炼后感到精神振奋，食欲增加，睡眠香甜，表明运动量是适当的，否则，说明运动量太大，必须及时调整。

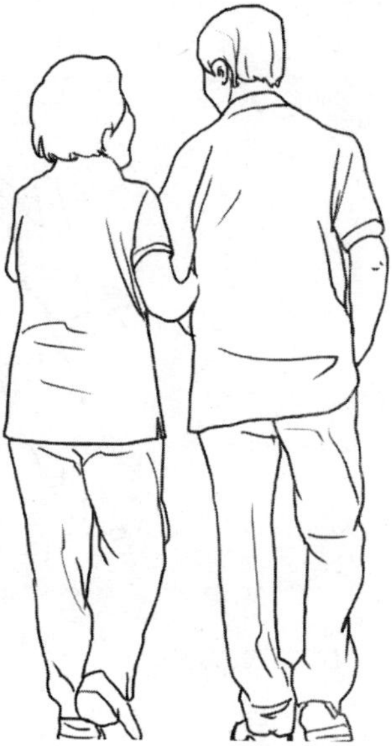

◆少食多餐

胃下垂患者饮食调养方面要定时定量，少食多餐。每天3～5餐，每顿吃七八成饱，要细嚼慢咽。要尽量少吃生冷食物，特别是冷水、凉菜、生菜、生食等。在炒菜做汤时，应加些葱、姜、肉桂、小茴香、胡椒粉等调料。胃下垂患者因为受摄入量和食物种类的限制，容易缺乏营养。所以膳食要富含蛋白质且容易消化。忌食不易消化的食物，如油炸、油煎的肉类，以及腊肉、鱼干、年糕、韭菜等。

胃下垂治疗操

第一节：枕上枕头，两腿弯曲，足跟尽可能靠近臀部，腹部尽量挺起呈半桥形，维持一定的时间，然后还原。做3～5分钟。

第二节：两腿并拢，直腿举起，在离床20～30厘米处停止不动10秒钟，然后还原。再做第2次。

第三节：两腿并拢，直腿举起，在离床20～30厘米处停住，再缓慢向两侧来回摆动。

第四节：俯卧，身体后屈。

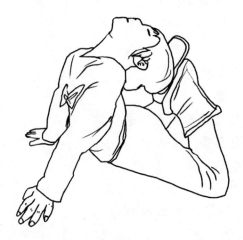

第五节：仰卧，两臂前举到腹，坐起，下体成坐位后还原成仰卧。

这种疗法需从小运动量做起，最好安排在晚饭后的 1～2 小时进行，每次锻炼 20～30 分钟。动作节奏以中速或慢速为宜，呼吸应均匀、协调。

八　十二指肠溃疡

认识疾病

十二指肠溃疡（DU）是常见的慢性疾病之一，是由多种因素引起的十二指肠黏膜层和肌层的缺损。

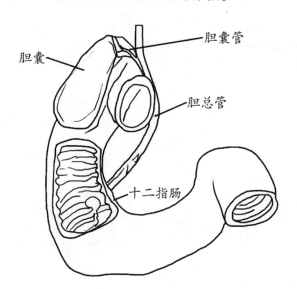

★十二指肠溃疡的病因及发病机制

◆十二指肠溃疡的病因

▲遗传基因

遗传因素对本病的易感性起到较重要的作用，其主要依据为：①患者家族的高发病率；②遗传基因标志（血型和血型分泌物质，HLA 抗原，高胃蛋白酶原）的关联性，十二指肠溃疡患者的同胞中十二指肠溃疡发病率比普通人群高 2.6 倍；更值得注意的是，十二指肠溃疡在单合子双胎同胞中发病的一致性为 50%，在双合子双胎同胞中发病的一致性也非常高。

▲十二指肠黏膜防御机制减弱

十二指肠通过特异性 pH 敏感的受体、酸化反应，反馈性延缓胃的排空，维持十二指肠内 pH 接近中性，且十二指肠黏膜可以吸收腔内氢离子及不受胆盐的损伤。十二指肠溃疡患者中，这种反馈延缓胃排空及抑制胃酸的作用减弱，而胃排空加速，使十二指肠球部腔内酸负荷量增加，造成黏膜损害而形成溃疡。

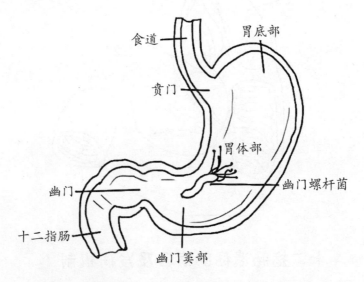

▲胃酸分泌过多

十二指肠溃疡发病机制并不是单一的过程，而是由复合的、相互作用的因素导致，因损害因素和防御间的平衡失常造成的。

▲幽门螺杆菌感染

幽门螺杆菌感染与消化性溃疡的发病密切相关，根除Hp治疗能明显降低溃疡的复发率，Hp感染是胃窦炎的主要病因，是造成消化性溃疡的重要因素。

▲其他因素

流行病学资料提示，十二指肠溃疡的形成和发展尚与许多生活习惯及环境密切相关，如使用止痛剂、吸烟、应激反应、饮食纤维和饮食亚油酸。

◆十二指肠溃疡的发病机制

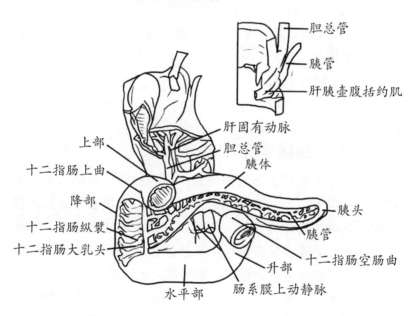

典型的十二指肠溃疡发生在十二指肠第一部（95%），最常见在距离幽门3厘米以内（90%），溃疡发生在前壁最多，约50%；其次为后壁，约23%；下壁约22%；上壁最少，约5%，偶可前后壁都有，十二指肠溃疡一般不发生恶变，十二指肠溃疡发生在十二指肠第一部远侧是非常少见的，必

须考虑是非典型的十二指肠溃疡，如 Zollinger-Ellison 综合征、药物性溃疡、恶性肿瘤或 Crohn 病。

 十二指肠炎与十二指肠溃疡

　　十二指肠炎是指十二指肠的炎症，分为原发性与继发性两种，原发性者也称非特异性十二指肠炎。十二指肠炎临床症状没有特征性，主要表现为上腹部疼痛、恶心、呕吐、呕血及黑粪，有时与十二指肠溃疡不易区别，单纯临床症状无法确诊，只能通过胃镜检查才可明确辨别两者。本病常与慢性胃炎、慢性肝炎、肝硬化、胆道疾病或慢性胰腺炎并发。男女发病比例约为 4:1，患者年龄以青壮年多见（占 80% 以上）。

★十二指肠溃疡的临床表现

　　主要临床表现为上腹部疼痛，可为钝痛、灼痛、胀痛或剧痛，也可表现为只在饥饿时隐痛不适。典型者表现为轻度或中度剑突下持续性疼痛，可通过制酸剂或进食缓解。临床上约有 2/3 的疼痛呈节律性：早餐后 1~3 小时开始发生上腹痛，如不服药或进食则要持续到午餐后才缓解。食后 2~4 小时又痛，进餐后可缓解。约半数患者有午夜痛，患者经常痛醒。节律性疼痛大多持续几周，然后缓解数月，可反复发生。

★十二指肠溃疡的诊断及鉴别诊断

◆十二指肠溃疡的诊断

X 线钡餐检查可作为十二指肠溃疡诊断根据，内镜检查是最重要的诊断方法，活检胃窦黏膜组织可进行 Hp 检查，胃酸测定对诊断胃泌瘤有意义，但对十二指肠溃疡的诊断作用不大。

◆十二指肠溃疡的鉴别诊断

▲功能性消化不良（FD）

FD 的特点为上腹部疼痛或饱胀不适，也可有反酸、嗳气等表现，体检可完全正常或只有上腹部轻度压痛，胃镜与 X 线检查可以鉴别。

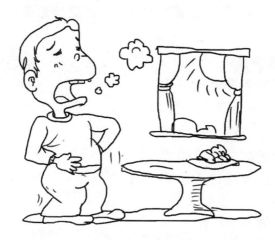

▲胃癌

临床上很难区分良性溃疡与恶性溃疡，癌性溃疡有时经治疗也可暂时愈合，所以极易误诊为良性溃疡。两者鉴别主要依靠 X 线钡餐及胃镜检查，一般而言，钡餐检查时，如果发现龛影位于胃腔轮廓内，龛影周围黏膜强直、僵硬，向溃疡聚集的黏膜皱襞具有中断现象是恶性溃疡的特点。胃镜下，如果溃疡直径大于 2.5 厘米，形态不规则，底部附以污秽苔，周边呈围堤状、僵硬，触之容易出血，以及局部蠕动减弱或消失是恶性溃疡的特点。结合溃疡边缘黏膜病理组织学检查即可确诊。

▲胃泌素瘤

胃泌素瘤亦称 Zollinger-Ellison 综合征，是胰腺非 β
细胞瘤分泌大量胃泌素导致。其特征是血清胃泌素异常升
高，胃酸分泌增高，上消化道多发，难治性溃疡伴腹泻。与
普通消化性溃疡比较，胃泌素瘤所致的溃疡呈多发性，位置
不典型（如球后、空肠），且很难治愈，并发症多见。胃酸
分泌量和血清胃泌素检测有利于两者的鉴别，B超、CT、
MRI 检查如显示胰腺或其他组织内有小的肿瘤瘤体时则有助
于本病的诊断。

▲钩虫病

十二指肠钩虫病者症
状可与十二指肠溃疡相似，
但胃镜检查如在十二指肠
降部发现钩虫虫体或出血
点，或粪检发现钩虫卵则
有助于诊断。

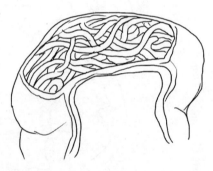

便隐血阳性的检查

便隐血检查简单地说就是看消化道有无出血性的疾
病。传统的检测便隐血的化学方法，受外界影响多，如受
动物血、铁剂、维生素C和绿色蔬菜影响，会出现假阳
性。现在大多采用胶体免疫球蛋白方法检测便隐血，这种
方法特异性地针对人血红蛋白抗原表面，基本排除饮食及
药物影响。传统的化学方法，当消化道出血5毫升及以上
时，便隐血可呈阳性，胶体免疫球蛋白法灵敏度及特异性

较高，该方法可鉴别出消化道微量出血。有文献报道，粪便样本中每毫升含有血红蛋白 0.2 微克，胶体免疫球蛋白法测定便隐血则可呈阳性。可以简单理解成：标本中含有极微量血红蛋白，粪便隐血可呈阳性。便隐血阳性表明消化道有出血性的疾病，这时应警惕，因为引起消化道出血的因素较多，如炎症、溃疡和肿瘤，所以便隐血阳性必须要进一步检查，以明确原因。

预防治疗

★十二指肠溃疡的预防

◆精神愉快
患者需精神愉快，避免精神抑郁或过度紧张。

◆劳逸结合
工作宜劳逸结合，生活要有规律，以免过度劳累。

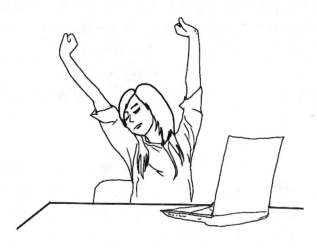

◆规律进餐

应规律进餐。严禁进食冷冻和过热饮食，忌暴饮暴食或饥饱不匀，禁食太荤、太油和煎炸的食物，并避免粗糙和刺激性大的饮食。以清淡易消化的食物为主，切忌空腹上班和空腹就寝，可在餐间加吃些饼干或糕点。肉类炒、煮要熟，蔬菜不要半生。味重如辛辣、大量味精及过咸的食物、浓茶、咖啡等会刺激胃酸分泌，但少量的生姜及胡椒，可暖胃和增强胃黏膜的保护作用。豆乳容易引起胀气，不宜过多食用此类食品。戒除吸烟等不良习惯。

◆谨慎用药

慎用对胃肠黏膜有刺激作用的药物，如肾上腺皮质类固醇激素、促肾上腺皮质激素、利血平等致溃疡药物。

★十二指肠溃疡的治疗

◆药物治疗

▲抑制胃酸分泌

抑制胃酸分泌是十二指肠溃疡基本治疗方式。目前临床上常用的抑制胃酸分泌药分为 H_2 受体阻滞药（H_2RA）与质子泵抑制药（PPI）两大类。PPI 抑制胃酸分泌作用比 H_2RA 更强，且作用时间持久。

▲黏膜保护药的应用

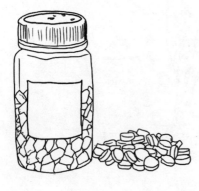

黏膜保护药主要是促进黏膜修复，有助于黏膜功能恢复。常用药物包括硫糖铝、枸橼酸铋钾和前列腺素类药物米索前列醇。这些药物治疗 4～8 周的溃疡愈合率和 H_2RA

相似。硫糖铝不良反应少，便秘是其主要不良反应。枸橼酸铋钾除了具有与硫糖铝相似的作用机制外，尚有较强的抗Hp作用。短期服用枸橼酸铋钾除了舌苔发黑外，极少出现不良反应；为避免铋在体内过量积蓄，不应连续长期服用。米索前列醇具有抑制胃酸分泌、增加胃十二指肠黏膜的黏液和碳酸氢盐分泌以及增加黏膜血流的作用。腹泻是其主要不良反应，因可以引起子宫收缩，孕妇忌服。

▲抗 Hp 治疗

若 Hp 阳性，则需抗 Hp 治疗。可至今为止，尚无单一药物能有效根除 Hp，通常采用将抑酸药、抗菌药或起协同作用的胶体铋药联合使用的治疗方案。一种 PPI 或一种胶体铋药加上克拉霉素（甲红霉素）、阿莫西林（或四环素）、甲硝唑（或替硝唑）三种抗菌药物中的二种，形成三联疗法，治疗 Hp 的根除率可在 80% 以上。近年来 Hp 菌株对甲硝唑耐药率正在快速上升，Hp 对甲硝唑（或替硝唑）的耐药率甚至高于 90%，因此 Hp 的根除率也下降到 70% 左右。因 Hp 对甲硝唑有耐药性，呋喃唑酮和替硝唑可用来代替甲硝唑。用 H_2RA 替代 PPI，可以降低费用，但效果也会降低。初次治疗失败者，可采用 PPI、胶体铋药合并两种抗菌药物的四联疗法。很多对四联疗法的治疗效果研究显示，其经常能达到比三联疗法满意的效果。

◆手术治疗

由于 PPI 药物的广泛使用，现在因十二指肠溃疡需要手术的患者已经非常少了，除非合并严重并发症，如急性穿孔、大出血、瘢痕性幽门梗阻等，可考虑手术治疗。常用的手术方式为胃大部分切除术。

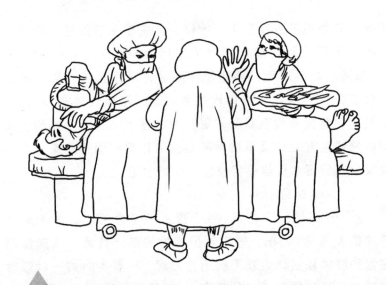

十二指肠溃疡复查 Hp

　　Hp 感染是溃疡复发的重要危险因素，Hp 彻底根除后，溃疡的复发率可明显降低。尤其是难治性溃疡或有并发症的十二指肠溃疡，应确定 Hp 是否根除。Hp 的根除是指抗 Hp 治疗结束 4 周后检查 Hp 阴性，以呼气实验结果敏感性最高，建议采用这种方法。Hp 真正根除后成年人的再感染率非常低，为每年 1% ~ 3%。

日常保养

★十二指肠溃疡患者日常生活注意事项

◆剧烈运动

　　消化性溃疡患者不应在饭后进行剧烈运动，也不应在剧烈运动后立即进食。通常较大运动量的体育锻炼应在饭后 1 小时后进行。

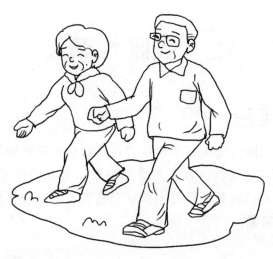

◆定期检查

定期检查，遇症状显著变化时，应及时就诊检查。

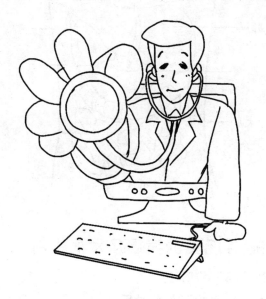

九 假膜性肠炎

认识疾病

假膜性肠炎是由难辨梭状芽孢杆菌引起的结肠和小肠急性黏膜坏死性炎症，其特点是肠黏膜上有渗出性假膜形成，多发生在长期大量使用抗生素以及危重患者，如果处理不当则病死率较高。

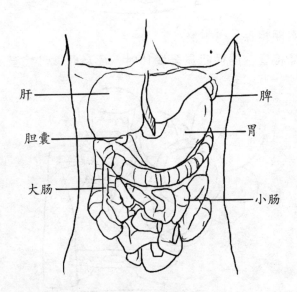

肝　　脾

胆囊　　胃

大肠　　小肠

★假膜性肠炎的病因及发病机制

◆假膜性肠炎的病因

本病由难辨梭状芽孢杆菌所致，常见诱因是长期应用抗生素或免疫抑制剂，造成患者特别是危重患者肠道菌群失调，难辨梭状芽孢杆菌异常繁殖，产生细胞毒素和肠毒素，后者通过黏膜上皮细胞的 cAMP 系统使水、盐分泌增加，引发分泌性腹泻，甚而引起黏膜出血。

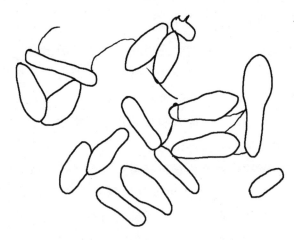

◆假膜性肠炎的发病机制

肠道菌群通过下列机制起到非特异性免疫作用：①H_2O_2作用；②细菌毒素作用；③占位性保护作用；④有机酸的作用；⑤争夺营养作用。正常菌群还可以产生多种抗原物质刺激机体发生免疫应答，使免疫系统维持活跃状态防御多种感染。大肠杆菌主要的生理作用之一即为其免疫原性，大肠杆菌可与其他正常菌群一样产生微量的毒素，作为一种免疫原引起对毒素的免疫作用。肠道的菌群紊乱，如细菌量减少将造成淋

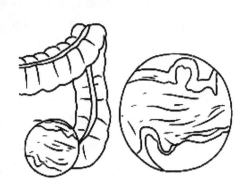

巴组织发育不良、淋巴细胞增殖能力降低、白细胞减少、丙种球蛋白含量降低等，淋巴因子的分泌能力下降也将影响细胞免疫反应、迟发型变态反应的建立。

 抗生素与假膜性肠炎

难辨梭状芽孢杆菌广泛存在于自然界的土壤、水以及各种动物的粪便中，约有5%的人群体内携带该病菌，但是没有任何症状。目前认为难辨梭状芽孢杆菌为肠道正常菌群中的一种。当患者长期接受广谱抗生素治疗后，因为肠道正常菌群中的敏感细菌繁殖受到抑制或被杀灭，而属于耐药细菌的难辨梭状芽孢杆菌则大量繁殖，造成肠道各种细菌比例失调，大量的难辨梭状芽孢杆菌形成许多毒素，引起全身严重中毒反应、肠道出血、肠黏膜损伤，甚至肠坏死，假膜性肠炎就这样产生了。

★假膜性肠炎的临床表现

◆发热

10%～20%的患者有发热、白细胞计数上升，个别的可呈现类白血病反应样血象。轻型患者多出现中等发热，重型患者可出现高热。

◆腹泻

腹泻是本病突出的症状。因为黏膜炎症及外毒素刺激损害了病变肠管的吸收功能，影响肠道对肠内容物的吸收，使得肠壁向肠腔内分泌的水、钠增加，液体渗入肠腔，造成大量肠液积聚引发腹泻。腹泻的程度取决于细菌的数量、毒性大小以及患者的抵抗力。轻者一天数次稀便或数十次水样便，停止使用原抗生素，投有针对性的药物后可治愈；重者发生严重的腹泻，排出有腥臭味脓性黏液血便，每天可达20～30次，每天排便量可达 4000 毫升，甚至多达 10000 毫升。粪便中经常有血或斑块样假膜出现，感染金黄色葡萄球菌常常是草绿色水样便，难辨梭状芽孢杆菌通常为黄色蛋花样稀水便。如果出现中毒性肠麻痹不能排出积聚在肠腔内的大量液体，腹泻次数反而减少，病情将变得更加严重。

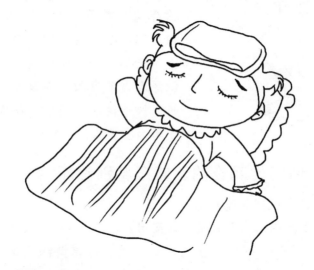

◆腹痛、腹胀

因炎症及肠液毒素的刺激，肠管呈痉挛性收缩从而发生不同程度的腹痛，重者可很剧烈伴有早期的肠鸣音亢进。肠管蠕动功能紊乱后，无法有效地排空积聚肠内的液体及气体导致腹胀。假膜性肠炎是在频繁腹泻的同时出现腹胀而不同于普通的腹泻。严重者可有典型的中毒性巨结肠症症状，重者存在腹痛、腹胀、肠型、全腹肌抵抗和压痛、肠鸣减弱或消失。有肠坏死、穿孔者产生弥漫性腹膜炎，全腹肌出现明

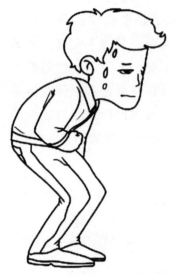

显的抵抗、压痛、反跳痛，腹胀更为显著，全身的中毒症状更加重，以致陷入感染中毒性休克。有的患者可发生腹水。

◆毒血症和休克

毒血症与休克是重症患者晚期的表现。大量毒素吸收后出现食欲显著减退、高热、心动过速、精神萎靡、谵妄、定向力差、意识障碍、呼吸深促、手足冰凉、血压不稳等，最后导致肝、肾功能不全而出现不可逆性休克。个别患者发病急骤，主要表现为高热、严重腹胀、呕血、便血，数小时内出现休克、死亡。

★假膜性肠炎的诊断及鉴别诊断

◆假膜性肠炎的诊断

（1）腹泻前有某些抗生素应用史。

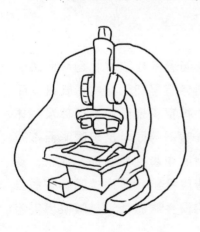

（2）有典型的临床表现，包括腹泻、腹胀、发热、白细胞计数增加，严重时出现便血、中毒性肠麻痹、肠穿孔、中毒性休克。

（3）粪便细菌学分离鉴定可见难辨梭状芽孢杆菌。

（4）粪便过滤液或分离菌株培养的过滤液存在毒素，在组织培养中有细胞病理效应，而且能被难辨梭状芽孢杆菌抗毒素或污泥状芽孢杆菌抗毒素所中和。

◆假膜性肠炎的鉴别诊断

▲肠扭转或肠套叠复位术后

肠扭转或肠套叠造成肠管缺血、缺氧，在血循环改善后，因为毒素吸收出现高热及腹泻，有时需与假膜性肠炎鉴别。肠扭转或肠套叠复位术后出现的腹泻源于肠道积存的内容物，腹泻的次数和量少于假膜性肠炎而且不会越来越多，内容物中所含的有形成分也多于假膜性肠炎，虽然可以有短暂的全身中毒症状，但总的趋势呈逐渐改善。大便不会出现典型的水样，更不可能有假膜，细菌涂片或培养不以球菌为主，也没有难辨性梭状芽孢杆菌。

▲溃疡性结肠炎

溃疡性结肠炎通常有长期腹泻史，严重者每天可有十多次水样便，少数急性发病者发病急骤，可有全身严重的毒血症状，广泛的结肠病变可存在中毒性巨结肠表现，直至发生肠穿孔及弥漫性腹膜炎。溃疡性结肠炎的病变以结肠和直肠为主，缺少假膜性肠炎的致病原因，可以反复发作，粪便检查没有假膜及相关病原体，黏膜所见为多发性溃疡及息肉，X线检查和结肠镜检有助于做出明确诊断。

▲克罗恩病

克罗恩病多见于 20～40 岁，男女发病率大致相同，急性发病者有回肠充血水肿、肠系膜增厚、淋巴结肿大，可出现发热、腹痛、肿块和穿孔。克罗恩病的病程较长，症状时轻时重呈间歇样发作，腹泻不严重，大便通常为不成形稀便且无假膜形成，与使用抗生素药物无关。最后确诊需要钡餐与钡灌肠、结肠镜检查和组织活检。

▲出血性坏死性肠炎

出血性坏死性肠炎和肠黏膜缺血损伤、细菌感染有关，多见于婴幼儿和儿童，男性高于女性，病变以小肠为主，肠黏膜阶段性充血、水肿、出血、坏死，可伴有肠系膜及所属淋巴结炎症。可有急性腹绞痛、腹泻、便血以及毒血症，粪便有特殊的腥臭味。起病1~2天出现全身衰竭、寒战、发热、白细胞增多与核左移、出现中毒颗粒等毒血症表现。轻型出血性坏死性肠炎只出现腹泻以及仅含有少量血性水样便时，不易与假膜性肠炎鉴别，可通过粪便细菌学检查鉴别。

肠镜

结肠镜检查是医生用来检查大肠和结肠内部病变的一种诊断方式。结肠镜是一支细长可弯曲的仪器，直径大约1厘米，结肠镜通过肛门进入直肠，直至大肠，可让医生观察到结肠与大肠的内部情况。原始肠镜多用于检疫，与现代肠镜相比较简陋。现代肠镜多带摄像头，且尺寸长，从而可以到更深处检查病变等。

适用疾病：大肠息肉，大肠炎症性疾病如溃疡性结肠炎，慢性结肠炎，结肠癌等。

适应证：电子结肠镜检查的适应证非常广泛，凡属于下列情况而无禁忌证时都可行电子结肠镜检查。

（1）原因不明的下消化道出血。

（2）原因不明的慢性腹泻。

（3）原因不明的腹部肿块，无法排除大肠及回肠末端病变者。

（4）原因不明的中下腹疼痛。

（5）疑有良性或恶性结肠肿瘤，经过 X 线检查不能确诊者。

（6）疑有慢性肠道炎症性疾病。

（7）钡剂灌肠或肠系检查发现异常，需进一步明确病变的性质及范围。

（8）结肠癌手术前确定病变范围，结肠癌、息肉术后复查和疗效随访。

（9）原因不明的低位肠梗阻。

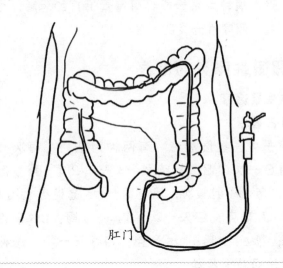

肛门

预防治疗

★假膜性肠炎的预防

（1）严格掌握抗生素的应用指征，防止滥用，对抗生素的预防性应用尤应从严掌握。

（2）氯林可霉素是有抗金黄色葡萄球菌和厌氧脆弱类杆

菌的药物，但对上述细菌感染时，除非其他药物无效或没有条件使用外，一般不宜使用氯林可霉素和林可霉素，氨苄青霉素也易引发假膜性肠炎，临床使用时应格外注意。

（3）临床工作者，要严密观察使用抗生素的并发症，及早识别并确诊，以免延误治疗。患者出现腹泻，应立即停药进行粪便检查，必要时重复乙状结肠镜检查，特别是对临床疑为假膜性结肠炎患者或肠道大手术后有无法解释的发热患者。

（4）采用氯林可霉素或林可霉素治疗的患者，可口服万古霉素，避免假膜性肠炎的发生。

★ 假膜性肠炎的治疗

◆ 抗生素治疗

▲ 万古霉素

适用于中、重度患者。有两种用法：① 每次 125～500 毫克，每日一次口服，持续 7～14 天；② 第 1 周：万古霉素 125 毫克，每 6 小时一次；第 2 周：125 毫克每 12 小时一次；第 3 周：125 毫克，每天一次；第 4、5 周：125 毫克，每隔 1 天一次；第 6、7 周：125 毫克，每 3 天一次。这种方法较第一种服法可减少复发。

▲ 甲硝唑

口服，250～500 毫克，每天一次，持续 7～14 天；重者 500 毫克，每 6 小时静脉滴注 1 次。

▲ 杆菌肽

通常用 25000 单位，每天 4 次，7～14 天，用于上述药物无效或复发者。

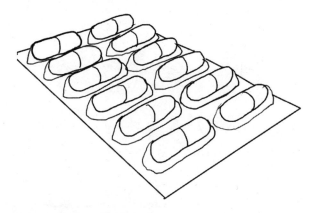

◆吸附难辨梭状杆菌毒素

可结合毒素以减少难辨梭状杆菌毒素吸收，促进回肠黏膜对胆盐的吸收。消胆胺（考来烯胺）2～4克，每6小时一次，连续7～14天，适用于中度患者，忌与万古霉素联用。污泥梭状芽孢杆菌抗毒素50000单位，静脉滴注，每12小时一次。

◆扶植肠道正常菌群

微生态制剂可消灭难辨梭状杆菌，促进肠道正常菌群生长。

◆抗休克与全身治疗

补充液体，纠正电解质紊乱及酸中毒，必要时使用肾上腺皮质类固醇、血管活性药物并输血。

◆手术治疗

对并发急腹症者，如中毒性巨结肠、结肠穿孔应采取外科手术治疗。

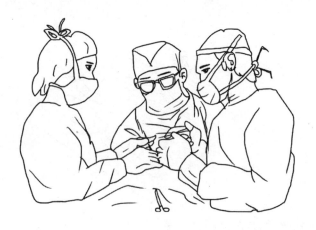

 假膜性肠炎的发病时间

　　假膜性肠炎通常发生在使用抗生素后 5～10 天，最早可以在用药后数小时就发病，晚一些的也可能在用药 6～8 周后才出现。所以需要密切观察患者大便的情况，发生腹泻后一定要立即告知医生。

日常保养

★假膜性肠炎患者日常生活注意事项

　　（1）口服甲硝唑后可能会发生恶心、呕吐、头晕等一些不良反应，通常在停药后会慢慢消失。万古霉素口服吸收较少，一般很少引起不良反应。

　　（2）发生假膜性肠炎后应注意饮食卫生，宜食高蛋白、高热量、容易消化的软食、半流质或流质，少量多餐。多饮酸奶，因为酸奶中有大量乳酸杆菌，有助于患者恢复肠道的正常菌群。

　　（3）在日常生活中还需要加强无菌观念，避免交叉感染。一旦怀疑为假膜性肠炎，一定注意勤洗手。另外还要注意皮肤护理，患者在多次大便后肛门周围会有发红、疼痛，因此每次大便后一定要用柔软的卫生纸擦拭并用温水冲洗，并在肛门周围皮肤涂渍疡油或鞣酸软膏，以防止破溃。

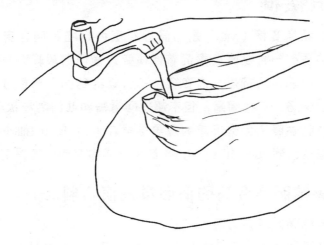

十 结肠黑变病

认识疾病

结肠黑变病（MC）是指肠固有层内巨噬细胞含有褐色素样物质的一种黏膜色素沉着性病变，通俗的解释即为结肠黏膜内有黑色素沉着。病变多位于近端的结肠，严重时可波及整个结肠，包括阑尾，但不超过回盲瓣和肛门的齿状线。

结肠黏膜黑色素沉着的现象最早在 1825 年由 Billiand 报道和描述，到 1857 年 Virchow 首先将其命名为结肠黑变病。

★ 结肠黑变病的病因及发病机制

◆ 结肠黑变病的病因

结肠黑变病的病因尚未完全清楚。现公认的主要原因是便秘及长期口服泻药，其中以蒽醌类泻剂（美鼠李皮、番泻叶、大黄苏打等）为主。但近年来报道表明，口服牛黄解毒片、麻仁润肠丸、果导以及以番泻叶、芦荟、决明子等提取物制成的泻药和二苯甲烷类泻药（如便塞停）也能导致结肠黑变病。

◆ 结肠黑变病的发病机制

泻药所含的各种色素是致病的根本原因。

各种泻药进入大肠后，可致短暂的、剂量有关的结肠黏膜上皮细胞的凋亡。产生的凋亡小体被单核巨噬细胞所吞噬，并通过基底膜小孔移行到黏膜固有层。在巨噬细胞的溶酶体内，凋亡小体转化成典型的脂褐素或其他色素，随着泻药的长期应用，这些含有色素的巨噬细胞不停地聚集，最终发展成典型的 MC 改变，这是多数学者认可的 MC 发病机制。

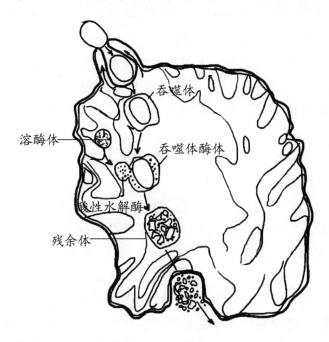

★结肠黑变病的临床表现

结肠黑变病没有特异性症状和体征，主要有腹胀、便秘及排便困难，少数患者出现下腹部隐痛及食欲欠佳等，可能和黑变病侵犯结肠神经丛，使黏膜内神经丛产生退行性改变，造成肠功能失调及电解质紊乱有关。少数患者出现低血钾、低血钠、低血钙，偶见水

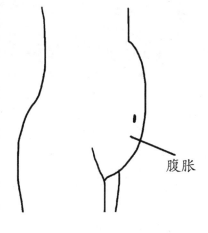

腹胀

肿性结肠狭窄。有人认为本病多伴发结肠癌、腺瘤及息肉。

★结肠黑变病的诊断及鉴别诊断

◆结肠黑变病的诊断

主要根据肠镜下肠黏膜有不同程度的色素沉着，病理组织学检查可见黏膜固有层内有大量含有色素颗粒的巨噬细胞，黑色素染色阳性，而铁染色阴性。临床表现不得作为诊断依据。

◆结肠黑变病的鉴别诊断

本病应和棕色肠道综合征相鉴别。棕色肠道综合征主要见于脂肪泻的患者，本质是脂褐素沉积在肠道平滑肌细胞核周围，使结肠壁呈棕褐色，而结肠黏膜没有色素沉着。结肠黑变病患者还应和出血性结肠炎及肠黏膜下片状出血鉴别，后两种病变通常比较局限，且病变黏膜呈紫红色或黏膜表面有血迹，而 MC 则是肠黏膜的褐色或黑色色素沉着。个别结肠癌患者同时有结肠黏膜色素沉着，若患者无便秘和长期服泻药的病史，而结肠黏膜有色素沉着时，需高度警惕结肠癌。

结肠黑变病与结肠癌和结肠息肉

结肠黑变病患者可继发结肠癌，国内外文献报道，大肠癌切除标本 4.8%～5.9% 伴有结肠黑变病，表示两者存在密切关系。结肠黑变病常伴发结肠息肉已是共识，长期反复刺激也可能导致息肉发生癌变。因此，在发现结肠黑变病的同时要警惕结肠癌以及结肠息肉的存在。

预防治疗

★结肠黑变病的预防

◆生活饮食

纠正不良排便习惯，定时排便；多进食纤维素性食物，多吃蔬菜、水果，减少便秘的次数，同时多饮温盐水，调节睡眠，稳定情绪。

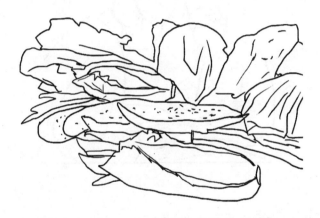

◆少用蒽醌类泻药，改用其他泻药

少用蒽醌类泻药，停药6个月以上肠道色素能够逐渐消失。

改用膨胀性泻药（甲基纤维素、车前子）、渗透性泻药（乳果糖、福松等）、胃肠动力药（莫沙必利、西沙必利）以及微生态制剂（双歧三联活菌）治疗便秘，可减少结肠黑变病的发生并逆转已经产生的病变。

★结肠黑变病的治疗

多数学者认为，MC属于一种良性可逆性的非炎症性肠道黏膜病变，随着便秘症状的改善以及泻药的停用，大量脂褐素经溶酶体消化、分解，MC 的色素沉着可减少甚至消失。对直肠前突、直肠内套叠等一些可能引发黑变病的原因应给予治疗，如采取直肠前突修补、内套固定术等。对于已经确诊为 MC 的患者，要定期随访肠镜，早期内镜下进行高频电切或手术根除治疗。

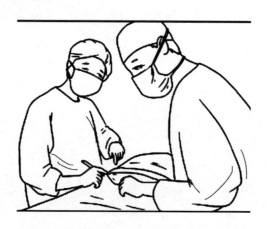

 服用泻药的注意事项

（1）一次泻药将结肠完全排空后，需要 3～4 天才能够重新充满，因此不能长期、连续服用泻药。

（2）普通泻药口服后 6～8 小时发生作用，所以合理安排服药时间应该为睡前，这样，次晨或早餐后排便，更符合生理规律。

（3）治疗便秘，特别是习惯性便秘，首先应从调节饮食、养成定时排便习惯入手。多吃蔬菜、水果等经常能收到良好效果。

（4）应根据不同情况选择不同类型泻药。如排出毒物，应选硫酸镁、硫酸钠等盐类泻药。一般便秘，以接触性泻药比较常用。老人、动脉瘤、肛门手术等，以润滑性泻药较好。

（5）腹痛患者在诊断不明情况下不能使用泻药。年老体弱、妊娠或月经期妇女禁用作用强烈的泻药。

（6）除了纤维素以外，其他所有的泻药都不得长期应用，只能用来缓解燃眉之急。根本解决要从生活、饮食习惯上来调节。

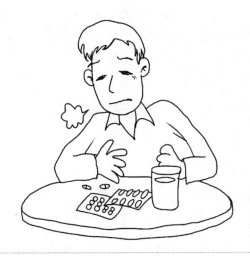

日常保养

★结肠黑变病患者日常生活注意事项

◆养成良好的排便习惯

平时要养成定时排便的习惯。排便时需集中注意力，不要看报或做其他的事情。

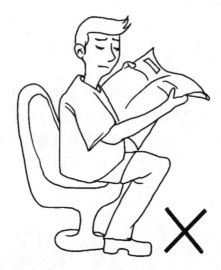

◆多摄取膳食纤维

含膳食纤维丰富的食物包括麦麸或糙米，蔬菜如芹菜、韭菜等。

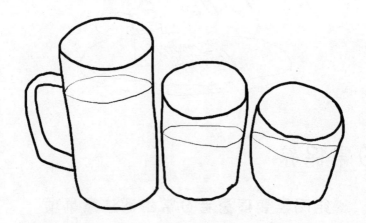

◆增加运动量

早上起来可以散步、慢跑、做体操，若实在没有时间，

可在办公室里多做半蹲动作，也可以锻炼腹肌张力，弥补运
动量不足。

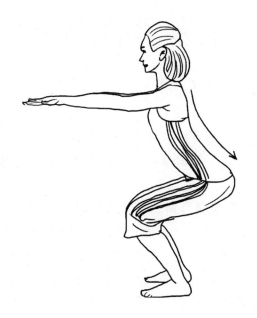

十一　结肠息肉

认识疾病

　　凡从黏膜表面突出到肠腔的息肉状病变，在未确定病理性质前都称息肉，按病理可分为：腺瘤样息肉（包括乳头状腺瘤，最常见）、炎性息肉（肠黏膜长期受到炎症刺激增生的结果）、错构瘤型息肉、其他（黏膜肥厚增生形成增生性息肉、淋巴组织增生、类癌等疾患）。临床上息肉可为单发或多发，以大肠息肉多见且症状较明显。息肉症视症状轻重不同可使用中西药物、肠镜、镭射、冷冻、套扎，以及经腹或经肛门等多种办法进行治疗。

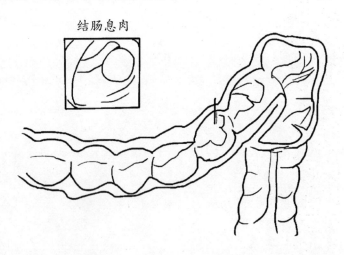

结肠息肉

★结肠息肉的病因及发病机制

◆结肠息肉的病因

▲感染

有报道认为腺瘤性息肉的发生和病毒感染有关。

▲年龄

结肠息肉的发病率随年龄的增长而增高。

▲胚胎异常

幼年性息肉病多为错构瘤，可能和胚胎发育异常有关。

▲生活习惯

食物中含纤维多，息肉的发生就少，反之就多。吸烟也与腺瘤性息肉的关系密切，吸烟史在 20 年以内者多发生小的腺瘤，而吸烟史在 20 年以上者多发生大的腺瘤。

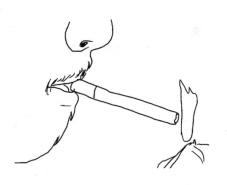

▲遗传

某些多发性息肉的发生和遗传有关，患者由其父母生殖细胞内遗传获得有缺陷的抑癌基因 APC 等位基因，而结肠上皮内的另一个 APC 等位基因在出生时是正常的，以后当这个等位基因发生突变时，则在突变部位发生腺瘤，这种突变叫作体细胞突变。

◆结肠息肉的发病机制

▲色素沉着息肉综合征

以青少年多见，大多有家族史，可癌变，属于错构瘤一类。多发性息肉可发生在全部消化道，以小肠为最常见。在口唇及其周围、口腔黏膜、手掌、足趾或手指上有色素沉着，为黑斑，或为棕黄色斑。此病因为范围广泛，无法手术根治，当并发肠道大出血或肠套叠时，可进行部分肠切除术。

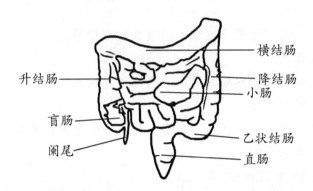

横结肠

升结肠

降结肠

小肠

盲肠

阑尾

乙状结肠

直肠

▲家族性肠息肉病

与遗传因素相关，5号染色体长臂上的APC基因突变。婴幼儿期并无息肉，经常出现于青年时期，癌变的倾向性很大。直肠和结肠常布满腺瘤，极少波及小肠。乙状结肠镜检查可见肠黏膜遍布不带蒂的小息肉。如直肠病变较轻，可做全结肠切除及末端回肠直肠吻合术；直肠内腺瘤则通过直肠镜行电灼切除或灼毁。为防止残留直肠内腺瘤以后发生癌变，需终身随诊。如直肠的病变严重，应同时切除直肠，行永久性回肠末端造口术。

▲肠息肉病合并多发性骨瘤和多发性软组织瘤

与遗传因素有关，此病多在30～40岁出现，癌变倾向显著。治疗原则与家族性肠息肉病相同；对肠道外伴发的肿瘤，其处理原则和有同样肿瘤而无肠息肉病者相同。

★结肠息肉的临床表现

（1）间断性便血或大便表面带血，多为鲜红色，致大出血者常见；继发炎症感染可伴多量黏液或黏液血便，可有里急后重，便秘或便次增加，长蒂或位置近肛者可有息肉脱出肛门，也有引起肠套叠外翻脱垂者。

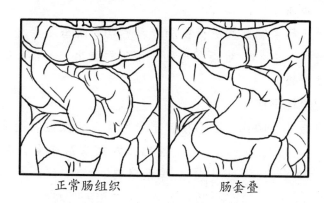

正常肠组织　　　　　　　　肠套叠

（2）少数患者可有腹部闷胀不适，隐痛或腹痛症状。

★结肠息肉的诊断及鉴别诊断

◆结肠息肉的诊断

目前诊断结肠息肉的方法主要为结肠镜和结肠钡剂灌肠。结肠镜是诊断结肠息肉的最佳手段，图像清晰，并且发现息肉后可以取活组织检查，或者直接治疗（内镜下电凝、电切、钳除等），是敏感性与特异性最高的手段。结肠钡剂灌肠也是一种常用的检查手段，但是对于比较小（如小于 0.5 厘米）的结肠息肉容易遗漏（即虽然存在结肠息肉，但由于息肉太小，超出了它的检查能力，因此发现不了）。近年来有一些新的手段如利用 CT 与 MRI 来

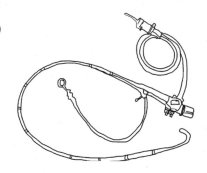

检查肠道，常被称为"虚拟内镜"，它们也可以用于发现结肠息肉，但价格较昂贵，而且也容易遗漏一些小息肉。

◆结肠息肉的鉴别诊断

▲内痔

尤应与直肠息肉进行鉴别。两者均有脱垂之症。但痔多见于齿线上 3、7、11 点母痔区，呈分颗脱出，无蒂，基底较宽，便血较多。

▲慢性痢疾

有腹痛、腹泻、脓血便、里急后重，但大便时没有肿物脱出，大便次数较多，有急性痢疾病史。

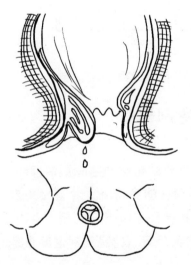

▲肛乳头肥大

肛乳头肥大位置低，固定于齿线附近，质地较硬，去向不光滑或光滑呈椭圆形，有压痛，手指可将肿物脱出肛门外，呈灰黄色，一般不出血，乳头过大脱出频繁致炎时可发生嵌顿而出现红肿疼痛现象。

▲大肠癌

大肠癌早期有的无症状，有的有排便习惯的改变。便血为常见症状，出血量多少不等，大量出血时，少见便意频繁。里急后重，肛门或直肠有满胀感。大的环形癌有腹痛及腹胀的肠梗阻症状。

如侵犯直肠或肛门周围、排粪时肛门疼痛。晚期累及骶神经丛，有骶尾部和坐骨部疼痛。如累及膀胱或前列腺，有膀胱或尿道炎症状。周身疲倦，体重下降，食欲不好，呈恶病质。

▲溃疡性结肠炎

溃疡性结肠炎的发病缓急和病程进展情况不一，有的起病急骤，症状很重，病情迅速恶化；有的起病或急或慢，继之为慢性病程；有的则病程较缓，症状较轻，间歇发作，有缓解期。症状及体征的严重程度与结肠受累范围相关。

结肠息肉的癌变

对于中、青年人（小于60岁）来说，大部分结肠息肉是炎性息肉、增生性息肉、错构瘤性息肉，它们为良性病变，绝大多数不会癌变。但是，对于腺瘤性息肉（老年人中多发），必须引起大家的重视。因为大多数结肠癌都是腺瘤性息肉发展而来的，腺瘤性息肉为"癌前病变"，有人做过统计，息肉越大、腺瘤性息肉中"绒毛成分"越多，则越容易发生癌变。大于2厘米的绒毛状腺瘤癌变概率为30%~40%。而且，腺瘤性息肉发生癌变是需要时间的，研究发现需要经过5~15年，一个腺瘤性息肉可能发展为癌。因此，对于会癌变的息肉必须要彻底切除，并且切除后还要间隔一定时间来复查，检查是否已经切除彻底、有没有复发等。

预防治疗

★结肠息肉的预防

◆阿司匹林防女性结肠息肉

有些妇女体内存在一种常见的遗传基因变异，可以减缓阿司匹林的分解，这些妇女若坚持服用阿司匹林能够降低结肠息肉的发病危险。相较之下，在不存在这种基因变异的妇女中，阿司匹林无法降低结肠息肉的发病危险。

◆补钙有助预防结肠息肉

钙可以很好地帮助人类对抗结肠息肉和结肠癌，即使患者之前已经患过这些疾病。有研究显示，那些每天补充钙片的人其结肠息肉的复发风险降低了 19 ~ 34%。富含钙的食物包括牛奶及其他乳制品，还有花椰菜。此外，维生素 D（能帮助人体对钙的吸收）也显示出减小结肠癌、直肠癌风险的作用。可以通过适当摄入一些动物肝脏、蛋黄、鱼以及添有维生素 D 的乳制品等来获得足够的维生素 D。阳光可以将皮肤中的一种化学成分转化为可利用的维生素 D。若不喝牛奶，也不晒太阳，须得考虑服用"维生素 D+ 钙"复合补充剂。

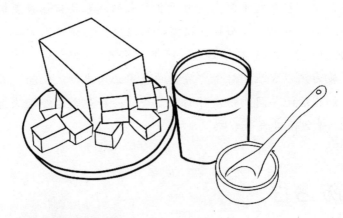

◆防止病从口入

不要食用被污染的食物，如被污染的水、农作物、家禽鱼蛋，发霉的食品等，要吃一些绿色有机食品，以免病从口入。

★结肠息肉的治疗

（1）单息肉切除，确定疾病的检查日期。

（2）多发性息肉或息肉是一种进展性疾病，可通过肛管快照的结肠镜病理活检排除恶性转化。

（3）低位或肛门息肉可露出，可采用长直乙镜下直接结扎或肛门切除。

（4）宽基或腹部多发息肉，行会阴、尾线肠切除术。

（5）可行高纤维结肠镜高频电切息肉。

（6）息肉癌应进行肿瘤根治切除术。

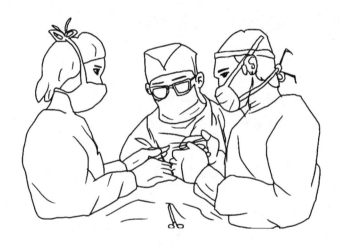

★结肠息肉切除的复查

息肉虽然都切除干净了，但是有复发的可能性。据统计，腺瘤性息肉切除后3年内有20%~40%的人会复发。复发有下列因素：

（1）腺瘤性息肉会在肠道不同的地方生长，即使此处切除干净后，其他地方也可能再长。

（2）一些较大的息肉（一般指直径大于1厘米的无蒂息肉）内镜下不一定能够清理彻底，可能会残留部分息肉组织，慢慢又长大。

（3）肠镜无法保证发现每一枚息肉，结肠有些部位拐弯急、皱褶多，可能有隐藏的息肉没有被及时发现。

因此，综合上述原因，即使息肉在内镜下进行了切除，医生也会从比较保险的角度并且依据患者息肉的类型、大小、数目、有没有不典型增生等具体情况，来判断是否需要复查、间隔多长时间复查。

结肠息肉切除的复查时间

对于各种类型的息肉切除后通常间隔一段时间都要复查，只是间隔时间长短不一，短的3个月内，长的则可能10年左右复查。对于具体间隔时间，目前仅是腺瘤性息肉切除后有一个较统一的标准，但炎性和增生性息肉则没有统一标准。通常内镜医生会根据息肉的大小、病理类型、多少、有没有癌变、病程的长短来决定具体的复查时间。

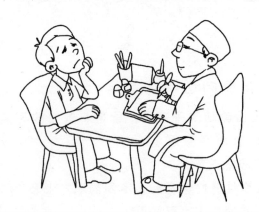

日常保养

★结肠息肉患者日常生活注意事项

◆水果、蔬菜

水果、蔬菜以及谷物富含纤维素，可以降低结肠息肉的风险。

◆不吸烟、喝酒

吸烟、过量饮酒均会增加结肠息肉和结肠癌的风险。女性每天饮酒不应多于150毫升葡萄酒，或者360毫升啤酒，或40毫升白酒，而男性则不宜超过女性的两倍。如果有结肠癌家族史，则更应该减少吸烟和饮酒来降低发病风险。

◆体育锻炼

控制体重可以独立降低结肠患病的风险。建议每周五次，每次最少30分钟的运动。若每天能进行45分钟的中等强度的运动，则在降低肠癌风险方面效果更好。

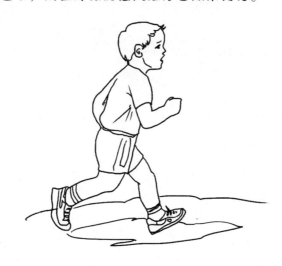

◆良好心态

要保持良好的心态应对压力，劳逸结合，不能过度疲劳。中医学认为压力导致过劳体虚，从而导致免疫功能下降、内分泌失调、体内代谢紊乱，造成体内酸性物质的沉积；压力也可导致精神紧张引发气滞血瘀、毒火内陷等。

十二　放射性肠炎

认识疾病

★放射性肠炎

　　放射性肠炎，是放射线导致的肠道炎症，具体说来，因为肠道在盆腔中和子宫、膀胱、前列腺等器官相邻，在腹腔中与胃、肝等器官相邻，还和腹膜后的胰腺、肾、肾上腺等器官相邻，当对盆腔、腹腔或腹膜后器官的恶性肿瘤进行放疗时就极易损伤相邻的小肠、结肠和直肠，引起相应肠道黏膜的损伤，所以又称为肠道放射性损伤。

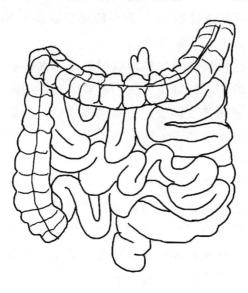

★ 放射性肠炎的病因及发病机制

◆ 放射性肠炎的病因

通常认为，短波长和高频率的×线或 γ 射线照射有足够能量使吸收射线的组织发生离子化，后者产生带电荷的分子或原子，从而引起活细胞的损伤。过去使用的千伏×线外照射常损伤皮肤，而近代采用的高能射线虽损伤皮肤较轻，但是损伤肠道的危险性有所增加。随着经验的累积，人们认识到，放射性肠道损伤，特别是结肠和直肠损伤，是严重的并发症。

▲ 肠黏膜上皮细胞增生受抑制

肠黏膜上皮细胞对放射线最为敏感。以氚标记的胸腺嘧啶进行细胞更新观察，发现肠黏膜的更新是通过位于肠腺隐窝部的未分化细胞增殖来完成的。这些细胞在分化后失去分裂的能力并且逐步移向肠黏膜表面。放射线抑制这些细胞的增殖，使肠黏膜产生特征性的急性病变。如果放射剂量不过量，在停止放射治疗后 1~2 周黏膜损伤就能恢复。

▲ 肠黏膜下小动脉受损

小动脉的内皮细胞对放射线很敏感。大剂量放射治疗使细胞肿胀、增生、纤维样变性，导致闭塞性动脉内膜炎和静脉内膜炎，进而产生肠壁缺血和黏膜糜烂、溃疡。肠道内的细菌进入则使病损进一步发展。

▲ 肠壁组织受损

肠壁组织经广泛持续照射后引发水肿，肠壁各层均有成纤维细胞增生，结缔组织与平滑肌呈透明样变化，最后导致纤维化、肠管狭窄、黏膜面扭曲和断裂，所以放射线产生的肠道改变可从可逆性黏膜结构改变直至慢性纤维增厚，伴有溃疡的肠管，甚至可引起肠梗阻。

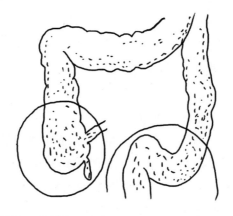

放射线和放射治疗

放射线是由放射性核素在衰变时发射出的射线。放射线除了能够作为一种临床检查方法外，还可以用于疾病的治疗。肿瘤细胞对放射线比较敏感，而正常细胞对于放射线不敏感，利用放射线的这种特性来杀死肿瘤细胞，即为肿瘤的放射治疗，简称放疗。当然，正常细胞对放射线不敏感仅是相对于肿瘤细胞而言的，也就是说，正常细胞也会受到放射线的损害。在肿瘤放疗过程中，放射线在杀死肿瘤细胞的同时不能避免地会损伤邻近的正常细胞、组织或器官，这也是引发放射性肠炎的原因。

◆放射性肠炎的发病机制

▲照射剂量与治疗间隔时间

虽然放射线总剂量和急性放射损伤发生率之间有直接关系，但更重要的是同一部位每次接受的剂量和每次放疗之间的间隔时间。每次剂量越大、间隔越短，健康细胞受到的损伤就越重，在新的损伤产生之前，修复已形成损伤的可能性也就越小。

▲照射范围

另外，放射线引起的肠壁损伤还与被照射肠管的范围相关，在同等剂量下，范围愈小，发生放射性肠炎的可能性愈少。

▲照射机会与效应的增加

在临床上，有些因素可能增加放射线损伤的危险性。这些因素或者通过提高正常组织的受照射机会，或者通过增加放射线的效应，使发生放射性损伤的可能性增加。

▲放射性肠炎的发生部位

放射性肠炎的发生部位主要取决于原发肿瘤部位或放疗部位。因为盆腔是腹部放射治疗中最多采用的部位，加上直肠的移动性差，70%~90%的放射性肠炎发生在直肠。移动性较大的结肠，如盲肠、乙状结肠及横结肠在放疗时可坠入盆腔，进入放射野，也可伴发放射性结肠炎。而比较固定的结肠部分如升结肠、降结肠，较少发生。另外，25%~30%的患者伴有小肠放射性肠炎，特别是以往有腹部或盆腔手术史，小肠和盆腔有粘连的患者发生率更高。

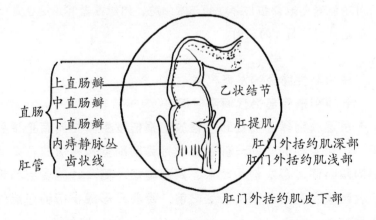

★放射性肠炎的临床表现

放射性肠炎的症状可发生在放疗的早期、放疗疗程结束后不久或放疗后数月至数年。

有的患者在肿瘤放疗的早期就产生肠道放射性损伤。这部分患者主要表现为在大剂量放射线照射后 1~2 周，出现恶心、呕吐、腹痛和腹泻，腹痛是阵发性的，腹泻主要表现为粪便中带有黏液或血液，或者黑粪。而黑粪或便血就表明肠道在出血，如果肠道持续出血，可以造成贫血（表现为面色苍白、血红蛋白下降等）。有的肠道放射性损伤的患者可出现低热（发热，但是体温低于38.0℃）、体重减轻、乏力等症状。

有的患者是在放疗后 6 个月至 10 多年出现结肠、小肠或直肠放射性损伤。结肠、直肠放射性损伤的患者可以出现腹痛或腹泻，粪便中带有黏液和血液，伴里急后重；小肠是吸收食物营养成分的主要结构，放射性小肠炎可以表现为中下腹痛、腹胀、恶心等，且出现吸收不良的症状，表现为脂肪泻、营养不良以及体重减轻。

★放射性肠炎的诊断及鉴别诊断

◆放射性肠炎的诊断

患者以往有恶性肿瘤并接受放射治疗或意外辐射的病史，出现上述胃肠道症状，结合有关检查并除外其他疾病可确诊本病。但慢性辐射者在不知道或忽视外照射时，诊断则非常困难或几乎不可能，必须寻找可能的职业性照射。

◆放射性肠炎的鉴别诊断

放射性肠炎的晚期表现及癌肿的复发与转移需做X线

钡剂检查、肠系膜血管造影、内窥镜检查、活组织检查以帮助鉴别。在鉴别诊断时应考虑其他疾病，包括非特异性溃疡性结肠炎、Crohn 病、肠结核、肠道脂代谢障碍综合征（Whipple）等。

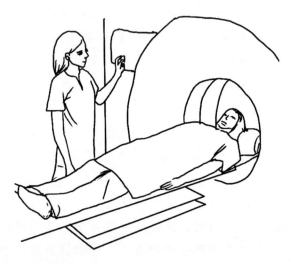

▲溃疡性结肠炎

溃疡性结肠炎患者无辐射病史，病理检查可见隐窝脓肿可帮助鉴别。

▲假膜性肠炎

假膜性肠炎患者无放射性物质照射史，多于病前应用广谱抗生素，一般多在抗生素治疗过程中开始出现症状，少数患者可在停药 1~10 天后出现，大便培养可见难辨梭状芽孢杆菌。

▲急性缺血性肠炎

急性缺血性肠炎多见于年长者或口服避孕药妇女，临床表现为突发腹痛和便血，结肠镜检查可见病变肠段黏膜的充血水肿、糜烂和出血，多为一过性，少数可有肠管狭窄。

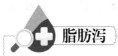 **脂肪泻**

　　脂肪泻是指各种原因导致的小肠消化、吸收功能降低，以致营养物质无法完全吸收，而从粪便中排出，进而引起营养缺乏的临床综合征，亦称消化不良综合征。因为患者大便内排出过多的脂肪，又称小肠吸收不良，也被称为油花样腹泻。产生脂肪泻原因较多，如吸收不良综合征、胆盐和胰消化酶缺乏、小肠炎或憩室病、肠源性脂肪代谢障碍、胃泌素瘤或乳糜管无法吸收脂肪等。

　　脂肪泻的特点为粪便不成形、恶臭，且量多，颜色为淡棕色、黄色或灰色，表面存在油腻状的光泽或如泡沫状，粪便经常可漂浮在便盆表面。

预防治疗

★ 放射性肠炎的预防

　　去除谷胶乳蛋白乳糖的要素饮食可以缓解患者的症状，增加体重，提高患者对放射的耐受性。防止致死性或严重过量辐射唯一的有效办法是严格执行防护措施，严禁超过最大允许量。另外，采取小剂量多次照射的办法，可能降低放射性肠炎的发生。

　　宫颈癌镭疗时，镭置器应充分固定，避免移位，不得向阴道后壁倾倒。外照射时盆腔照射间距不少于 4～6cm。镭疗次数由 3～4 次转为 2 次为宜。有采用后装治疗机的方法，设计特制直肠撑开器，可使直肠前壁与阴道容器分离 1.5 厘米，以减少直肠射线的照射量。有放射性直肠炎表现者需暂停放疗并行其他治疗。

★ 放射性肠炎的治疗

◆ 一般治疗

急性期应卧床休息。饮食以无刺激、易消化、营养丰富、少食多餐为原则，并限制纤维素摄入。腹泻严重者可采取静脉高营养疗法。

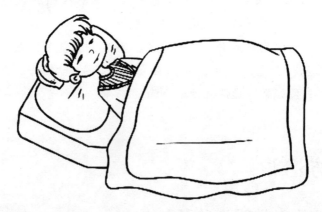

目前，对严重急性放射性肠炎以及晚期慢性放射性肠炎的治疗仍是较棘手的问题，治疗包括对症处理与营养支持。全胃肠外营养可供给充分能量，使胃肠道休息并促进损伤的愈合，是严重放射性肠炎的首选措施，在某些患者还可促进内瘘自行闭合。

◆ 药物治疗

▲ 收敛解痉

可使用巅茄合剂、复方樟脑酊、石榴皮煎剂（石榴皮30克加水 200～300 毫升煎制成 50 毫升，每日 1 次口服）。阿司匹林能够有效地控制放射性肠炎的早期腹泻，可能和抑制前列腺素的合成有关。

▲局部镇痛剂和粪便软化剂

有明显里急后重和疼痛者，可用 2% 苯唑卡因棉籽油保留灌肠。用温石蜡油保留灌肠或温水坐浴。

▲激素灌肠

琥珀酰氢化可的松 50 毫克加 200 毫升温盐水保留灌肠，尤其对里急后重者有效。对放射性直肠炎可用类固醇激素保留灌肠，也可口服柳氮磺胺吡啶或用它的主要成分 5- 氨基柳酸（5-ASA）进行灌肠，5-ASA 灌肠的效果比口服柳氮磺胺吡啶好。

▲骶前封闭疗法

0.5% 的普鲁卡因 40 毫升、维生素 B_6 100 毫克、维生素 B_1 200 毫克、α- 糜蛋白酶 2~5 毫克、链霉素 0.5 克，每隔 5~7 天封闭 1 次，治疗 1~3 次，可使疼痛显著减轻。

▲止血

有的患者有直肠出血，一般不严重，多数因粪便刺激脆弱的肠黏膜引起。低位肠出血可在内窥镜直视下压迫止血或应用止血剂或出血点做"8"字缝合止血。但不能烧灼止血。部位较高的出血点可用去甲肾上腺素 4~6 毫克或新福林 10~20 毫克稀释于 200 毫升温盐水中保留灌肠，或用凝血酶 100~1000 单位加 200 毫升温盐水中保留灌肠，通常在 1~3 分钟即可止血。大量难于控制的高位出血需进行外科处理。小出血往往可在内镜下用钕、钇铝石榴石（Nd：YAG）激光烧灼止血。

▲抗感染

有继发性感染时，需应用抗生素。

▲手术治疗

肠狭窄、梗阻、瘘道等后期病变多需外科手术治疗。远

端结肠病变，可行横结肠造口术，以达到永久性或暂时性大便改道，其结果通常比单纯切开远端结肠病变好。一般结肠

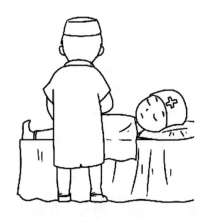

造口，需经 6~12 个月以上，等到结肠功能恢复再关闭。

对放射性肠炎引起的肠管急性穿孔以及腹腔脓肿的患者应及时手术，切除病变肠管。在大多数情况下，病变周围肠管水肿明显时不宜进行一期肠吻合术。这时，安全可靠的方法是先行肠造口术，同时充分引流腹腔内脓液。

 容易发生放射性肠炎的情况

据统计，只有 5%~17% 做普通放疗的患者会出现放射性肠炎，在腹（盆）腔肿瘤接受放疗的患者中发生放射性肠炎的概率为 0.6%~17%，平均为 6%。经长期观察发现，放射性肠炎的发生主要和放疗的放射线照射剂量以及时间、放射线照射部位、患者的个体差异等因素有关。

一般放疗的照射总剂量在 3000 拉德（rad）以下者较少发生放射性肠炎。当腹腔内放疗总剂量超过 4000 拉德（rad）时就可能会出现症状，而且随着放射剂量的增大，发病率也逐渐增加，以盆腔器官的放疗为例，如果 5 周内照射剂量超过 5000 拉德（rad）时，放射性肠炎的发生率约为 8%，如果照射剂量达 7000 拉德（rad）以上则发生放射性肠炎的概率可达 36%。

放疗照射部位不同，发生放射性肠炎的概率也相差很大。因为宫颈癌放疗所需的照射剂量较大，所以宫颈癌放疗后的放射性肠炎最常见，约为75%，其次是卵巢癌、膀胱癌和子宫内膜癌，还有小部分由前列腺癌、睾丸癌、肾、肾上腺癌以及淋巴瘤放疗所引起。放射性肠炎患者以女性常见，患病率约是男性患者的9倍。

但以上只是总体情况，具体到每个患者的情况各异，发生放射性肠炎的概率也不一样。比如，有腹腔、盆腔炎症性病变（如子宫附件炎、阑尾炎、胆囊炎）的患者，或曾经做过腹部手术的患者，因为腹腔内有粘连，使得肠管相对固定，限制了肠管的活动，使这一段肠管单位面积受到的照射剂量增加，放射性肠炎的发病率也因此升高。又比如，动脉硬化、糖尿病和高血压患者，因为肠道血管原先已经有了病变，经过放射线照射后有病变的肠道就更容易被损害。另外，会否发生放射性肠炎还和每个患者的耐受性有关，对于大部分患者而言，对放射线的耐受性是无法预料的，所以在放疗过程中应注意定期复查。

日常保养

★放射性肠炎患者饮食注意事项

放射性肠炎的急性期主要表现为腹痛、腹泻、里急后重等，这时应卧床休息。饮食上以无刺激（禁食辛辣、过咸、过酸的食物）、少渣易消化、营养丰富、少食多餐为原则。

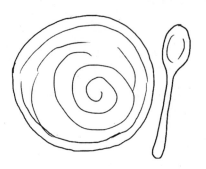

少吃蔬菜、水果等纤维素含量高的食物，因为纤维素可以增加粪便容积，增加肠道负担。少吃牛奶和乳糖，因为它们进入肠道经肠道细菌分解后会释放大量气体，加重肠道负担。放射性肠炎患者经常合并不同程度的贫血，所以应注意其饮食的营养成分搭配，如多食用含铁量高的食物等。

★ 放射性肠炎患者服药注意事项

对于得了放射性肠炎的患者而言，一些药物容易加重肠黏膜炎症损伤，如正在服用下列药物需先咨询医生。

◆解热镇痛药物

主要有阿司匹林、保泰松、吲哚美辛、布洛芬等非甾体抗炎药以及含有这类药物的复方制剂。

◆部分抗生素如林可霉素、克林霉素、四环素、氨苄西林、阿莫西林、复方磺胺甲噁唑（复方新诺明）、利福平等广谱抗生素容易引发假膜性肠炎、氨苄西林、双氯西林等青霉素衍生物类抗生素和红霉素、麦迪霉素等有发生出血性结肠炎的报道。

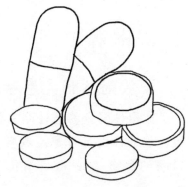

◆肾上腺皮质激素类药物包括泼尼松、泼尼松龙以及地塞米松等。这类药物能降低病变肠管的自我修复能力，

加剧肠管损伤。在 40 岁以上的患者中发生率较高。

◆化疗药

甲氨蝶呤、氟尿嘧啶以及巯唑嘌呤等可能会引起肠管损伤。

★放射性肠炎患者日常生活注意事项

除了饮食及服药外，放射性肠炎患者日常生活中还需避免劳累，保证充足的睡眠，养成定时定量进食和按时排便的良好习惯；防止呼吸道感染所致的咳嗽等原因引起腹压增高；便秘的患者在用力排便时会使腹压升高，所以要积极防治便秘；慢性腹痛者除药物治疗外可进行深呼吸，放松心情，并通过其他方式转移注意力；出现急性腹痛加重、黑粪、便血、阴道出血或阴道中流出肠道内容物等情况切勿紧张，应立刻平卧、禁食，有条件吸氧者可以吸氧，并在家人陪同下急诊就医。

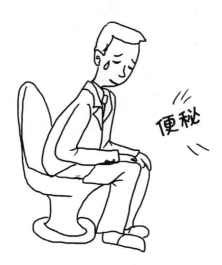

便秘

吸氧对身体的好处及危害

（1）吸氧的好处

1）吸氧可缓解心绞痛，预防心肌梗死的发生：心绞痛是因急性心肌缺氧导致，心肌持续缺氧30分钟以上者，可导致心肌梗死的发生，是患者猝死的一大危险因素。定期保健吸氧或病发时吸氧可防止或缓解心绞痛、心肌梗死的发生，为治疗争取时间。

2）吸氧可预防猝死型冠心病：猝死型冠心病因发病突然而使人防不胜防，其发病前经常有持续的轻度胸闷、气急、情绪异常或心律混乱，如果在此时能辅以氧气治疗可起到事半功倍的疗效。

3）吸氧对哮喘病有很好的疗效：哮喘病是由支气管痉挛等情况而使肺泡与外界的换气功能减弱所致，吸氧可提高肺泡内的氧浓度，有助哮喘的缓解。

4）吸氧可有效治疗肺气肿、肺心病、慢性支气管炎：所列病例都是因严重缺氧所致，吸氧能减缓患者缺氧症状以及显著提高血氧饱和度，比单独用药物治疗疗效显著。

5）吸氧对糖尿病有辅助治疗效果：现代研究提示，糖尿病同机体缺氧有关。糖尿病患者毛细血管压明显偏低，导致组织细胞不能充分获氧，造成细胞功能与糖代谢的障碍。因而对糖尿病患者实施氧疗已越来越多。

（2）吸氧的危害

若不遵医嘱盲目无限制吸氧，高浓度"氧疗"可出现并发症，这时反而影响呼吸，发生氧中毒，出现胸骨后不适和疼痛，吸气时加重、咳嗽、呼吸困难等。健康人在正常情况下，通常不会缺氧，并且输送到人体组织的氧总是多于组织的氧耗量。大气中含有约 20% 的氧，这个数值是相对不变的，空气污染只是增加一些杂质颗粒而已，并不会影响空气中氧的含量，即使在人群密集的地区也足够供应人们的需要。此外，对人体来说，氧不能储存，况且人体血红蛋白携氧的能力也有限，因此吸氧并不能增加动脉血氧和改善脑的氧输出量，氧气只能起到一种安慰剂的作用。目前尚没有可靠的论据证明吸氧有极显著的保健作用。需要强调的是，吸氧并不能益智，它只是营养物质糖在氧化代谢时的"助燃剂"。脑是机体中耗氧量最高的器官，高强度脑力劳动时，脑氧量会有所增加，但非常有限，通过自主调节增加血液即可满足。

健康人在正常情况下不必吸氧，只要多进行些耗氧运动，如游泳、跑步等，就能够加强心脏功能的锻炼。

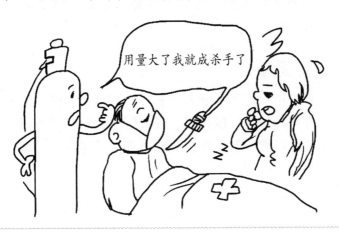

十三　肠道憩室

认识疾病

★肠道的组成

肠道是一个中空的管状器官，它又可以分为小肠与大肠两个部分，小肠部分和胃部相连，将胃部送来的经过研磨及初步消化的食物进行充分的消化，并吸收其中的养分，然后将剩余的食物残渣送至大肠，在大肠中进行进一步加工后形成粪便经由肛门排出体外。根据结构和功能的不同，小肠又可以细分为十二指肠、空肠及回肠，大肠又可以细分为盲肠、阑尾、结肠及直肠。

★肠道憩室

一个成年人的肠道抻直了有将近9米长，这么长的管状器官的管壁局部若比较薄弱，经过肠腔内容物的挤压及肠腔内液体的冲刷就容易局部向外膨出形成袋状或囊状小室，即肠道憩室。

十二指肠是小肠中最容易出现憩室的部位，而结肠是大肠中最容易出现憩室的部位。除了十二指肠与结肠，其他部分肠道也可以形成憩室，如回肠末端也可以形成憩室，称之为梅克尔憩室。

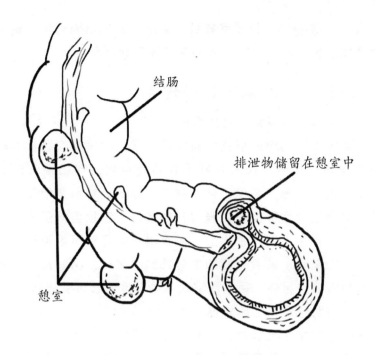

结肠

排泄物储留在憩室中

憩室

★肠道憩室的病因及发病机制

◆十二指肠憩室的病因及发病机制

十二指肠憩室是因为肠壁肌层先天性发育不全，肌张力缺乏，或随年龄增长，肠壁肌层出现退行性病变，在这个基础上，受肠腔内压力的长期作用，引发憩室形成（原发性）。少数原因是溃疡瘢痕收缩或胆囊炎粘连、牵拉等肠外病变（继发性）。十二指肠憩室通常为单发，其中以降段为多，多见于胆总管开口的 Vater 壶腹附近，这是由于壶腹周围有胆管、血管通过，缺乏结缔组织支持的缘故。

◆结肠憩室的病因

结肠憩室可能和长期摄入低纤维素食物及肠腔压力持续升高相关，老年人发病与肠壁肌力减弱有关。憩室壁由黏膜层及浆膜层构成，因憩室袋缺少肌层无力排出内容物，造成内容物嵌顿、淤滞，继发细菌感染而引起憩室炎。

★肠道憩室的临床表现

◆十二指肠憩室的临床表现

单纯十二指肠憩室极少有症状，常于内镜或钡餐检查时意外发现。当憩室较大特别是伴有炎症时，可出现上腹部饱胀不适，胀痛或钝痛，伴有嗳气、恶心，特别是饱餐后加重。如憩室内含异位胃黏膜可伴发溃疡，症状类似于消化性溃疡并可发生上消化道出血。壶腹附近的憩室可因为炎症水肿压迫胆总管、胰管引起胆道感染和胰腺炎，出现发热、黄疸和急腹症。另外，巨大憩室内细菌过度生长可引起腹泻。

◆结肠憩室的临床表现

结肠憩室多无症状，有时出现下腹胀，阵发性绞痛或间歇性左、中下腹钝痛不适，有时腹泻与便秘交替，多由结肠功能改变导致。当憩室并发感染且累及周围腹膜时，左下腹痛加剧，伴有腹泻、黏液便，以及发热、白细胞数升高，左下腹显著压痛及肌紧张。炎症邻近膀胱可产生尿频、尿急。憩室穿孔可引起弥漫性腹膜炎，反复感染常引起亚急性肠梗阻，表现为反复绞痛、腹胀和便秘，后期可继发结肠周围脓肿及局限性腹腔脓肿，如处理不及时，则憩室可与邻近器官产生粘连、穿透形成瘘管。少数患者并发出血表现为少量便血或潜在出血，大出血罕见，多见于老年人。

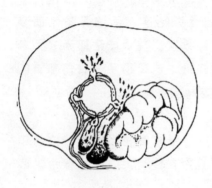

★肠道憩室的诊断及鉴别诊断

◆肠道憩室的诊断

目前诊断肠道憩室的方法主要是钡剂检查与胃肠镜检查。而 CT 检查和选择性动脉造影有利于肠道憩室并发症的诊断。

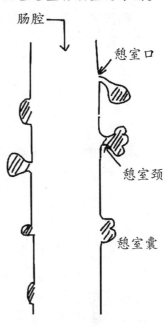

十二指肠低张造影检查是经过口服钡剂后再行腹部 X 线摄影，这种方法能提高十二指肠憩室的自然发现率，而钡剂灌肠检查是将钡剂经过肛门灌入肠腔后再行腹部 X 线摄影（检查前先要口服泻药将肠腔内粪便排泄干净），这种方法有利于结肠憩室自然发现率的提高。

胃肠镜检查可以直接观察肠道憩室，但是部分肠道憩室由于憩室颈较窄，颈口难以充分张开而难于被发现。

当怀疑肠道憩室出现肠周炎症、肠瘘、脓肿及梗阻等并发症时，应行盆腔和腹部 CT 检查以协助诊断。

如果发现肠道憩室的患者出现呕血、黑粪、便血等消化道出血症状时，采取选择性动脉造影检查有助于明确出血的部位及造成出血的原因。

◆肠道憩室的鉴别诊断

▲十二指肠憩室的鉴别诊断

出血者需与消化性溃疡进行鉴别；腹痛、发热伴黄疸者要与胆道疾病、胰腺病变鉴别。确诊依据内镜或X线钡餐检查。有消化道出血者需做内镜检查和选择性动脉造影，以确定出血的部位及原因。

▲结肠憩室的鉴别诊断

临床上有发热、腹痛、黏液血便时通常需与溃疡性结肠炎、结肠癌、急性阑尾炎、Crohn病等进行鉴别，腹痛伴肠功能紊乱者要和肠易激综合征鉴别。

肠道憩室的患者数

小肠憩室中最常见的是十二指肠憩室，人群中发生率2%～22%。任何年龄都可发生，以50～60岁为多见，30岁以下较少见，其发病率在性别中没有差异。进行胃肠钡剂检查的患者中约1%可见十二指肠憩室，在尸体解剖时十二指肠憩室的发现率可达22%。90%的憩室是单个的，80%位于十二指肠降部。

大肠憩室中最常见的是结肠憩室。年龄越大的人越容易患结肠憩室。据统计，在发达国家，40岁以下的人较少发生结肠憩室，50岁以上的人有30%，70岁以上的人有50%，80岁以上的人有65%患有结肠憩室。此外，膳食结构对结肠憩室的发病率也有较大的影响，长期高脂低纤维饮食的人容易发生结肠憩室，这是因为这些人患便秘的比较多，肠腔内压力较大，而且由于肠壁脂肪沉积导致局部肠壁薄弱，容易在肠腔内压力的挤压下形成结肠憩室。

预防治疗

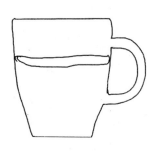

★肠道憩室的预防

低脂、低糖、高纤维饮食能够预防肠道憩室。饮食中纤维含量低，较少食用全麦、水果及蔬菜的人群，患憩室病的可能比高纤维饮食的人群高。为预防或控制肠道憩室，平时需多喝水，并在饮食中增加纤维含量，同时还需规律饮食、积极锻炼、充分休息、控制压力。

★肠道憩室的治疗

◆药物治疗

肠道憩室常用的治疗药物包括抗酸药和促动力药。

抗酸药有法莫替丁、雷尼替丁、雷贝拉唑、奥美拉唑、兰索拉唑等，应该在饭前半小时服用。

常用的胃肠促动力药主要包括甲氧氯普胺（胃复安）、多潘立酮（吗丁啉）、西沙必利、莫沙必利等，这类药物有助于胃肠蠕动，帮助憩室内积存物的排空，缓解恶心、呕吐、腹胀等不适。这类药物应该在饭前半小时左右服用，这样才可以在进餐后发挥最大药效。另外，多潘立酮不宜与阿托品、溴丙胺太林（普鲁本辛）一同服用，有心脏病的患者要用西沙必利时需咨询医生。

◆手术治疗

当肠道憩室出现穿孔、出血、梗阻等并发症，而且长期经内科医生治疗而症状得不到控制时，就要求助于外科医生，由外科医生依据具体情况进行手术治疗。

肠道憩室的并发症及其症状

憩室和肠腔直接连通的部位叫作憩室颈，当肠腔内压力较高的时候，容易将肠腔内容物经憩室颈挤压至憩室中，若憩室颈比较小，积存在憩室内的肠腔内容物就不容易排出，而潴留

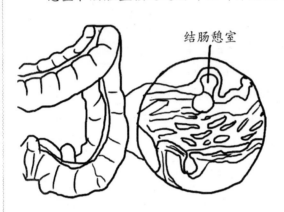

结肠憩室

在憩室腔内，时间久了就容易继发憩室炎症、溃疡、出血和穿孔等并发症，从而出现不同的临床症状。例如，憩室炎症侵犯肠壁血管可出现黑便及便血；肠道憩室炎症穿透肠壁，穿孔到邻近器官可出现发热、腹痛，严重者可出现休克，甚至死亡；十二指肠憩室压迫胆总管或胰腺管开口可引发黄疸（皮肤和眼睛发黄）；当憩室腔内积存的东西过多就会出现饭后上腹胀痛及呕吐，但是呕吐后症状可缓解。

日常保养

★肠道憩室患者饮食注意事项

保持少量多餐，进食后半小时内不卧床；吃粗纤维食物

及多喝水可以预防便秘，而且吃粗纤维食物也能够改善肠道憩室的症状；保持低脂饮食，由于脂肪可以延长食物通过肠道的时间；在憩室炎急性发作期，应该禁食，也可以尝试每天进食1~3次水或菜汁以节制饮食，若憩室仍有炎症，可以食用低容积的食物（如肉汤或低纤维饮食）；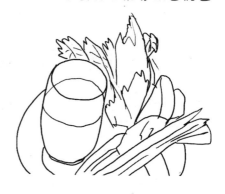避免食用牛奶和奶制品（酸乳酪和奶酪），这会加重病情，特别是发生腹泻的时候。

★肠道憩室患者日常生活注意事项

患了肠道憩室病，应注意休息，避免劳累，有充足的睡眠，养成按时排便的良好习惯，积极预防便秘；进食后半小时内不卧床，并可采取侧卧位或更换各种不同体位以助于排空憩室内积存物；出现发热、腹胀、腹痛加重、呕吐咖啡色胃液甚至呕血、黑粪、便血等情况不要紧张，应立即在家人陪同下急诊就医。

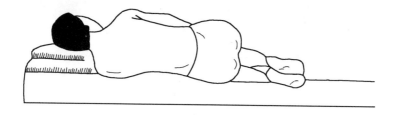

十四 缺血性结肠炎

认识疾病

缺血性结肠炎是由于结肠缺血而引起的一系列炎性反应。结肠即大肠，由肠系膜血管提供血液，当肠系膜血管本身出现狭窄、阻塞或因为血压过低导致结肠供血不足，或血液回流不畅，就会导致结肠壁缺血甚至坏死。此外，由于结肠内存在大量细菌，肠壁缺血使其防御功能降低，从而使肠道内细菌入侵，继发细菌感染，发生结肠炎。

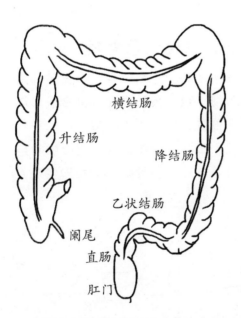

横结肠

升结肠

降结肠

乙状结肠

阑尾
直肠

肛门

该病可见于任何年龄，但以老年人发病最多见，约91%为70岁以上的老年人。既往对本病缺乏认识，常被诊为"炎症性肠病"。美国一份报道称，在大于50岁第一次出现结肠炎症的患者中，有3/4后来被证实是缺血性结肠炎。我国报道有10%～80%的病例实际上不是"炎症性肠病"，而是缺血性结肠炎。

★缺血性结肠炎的病因及发病机制

◆缺血性结肠炎的病因

▲动脉狭窄或梗死

高血压、糖尿病及高脂血症等是引起结肠缺血最常见的原因，病变位于肠系膜动脉开口部位最为严重。此外，粥样硬化斑块脱落形成栓子是另一常见原因。

▲正常血流量减低

如心肌梗死、心肌病、充血性心力衰竭、大出血、休克、严重脱水等，造成心脏排血量减少、外周血管灌注不良时，可导致缺血。

▲肠管因素

当出现肠梗阻、肠粘连、肠系膜扭转和长期顽固性便秘或肠易激综合征便秘型、灌肠时，致肠腔内压力增高、肠壁血流量降低，可发生肠缺血。

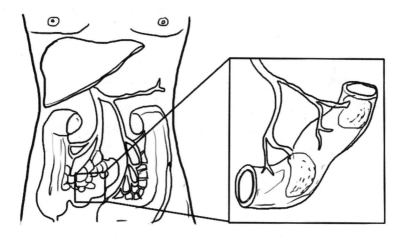

▲静脉阻塞

肠道的静脉回流交通支较多，所以一般的阻塞不会引起缺血、缺氧，只有当门静脉或其分支发生阻塞时，才会导致静脉回流障碍。如女性长期服用避孕药时，因为避孕药导致激素水平变化，从而使血液黏稠度增加所致。

▲疾病

某些疾病，如类风湿关节炎、系统性红斑狼疮、过敏性紫癜等，引起小血管炎症、侵及肠道小动脉时，可造成所供应的肠壁出现缺血。除上述原因外，腹部的手术，如左侧结肠癌切除术与腹主动脉瘤切除术时，损伤或结扎肠系膜下动脉可以引起肠缺血。约15%的患者没有明确原因，可能和肠道血流调节机制复杂有关。

◆缺血性结肠炎的发病机制

本病的发病机制比较复杂，当各种因素引起肠道缺血、缺氧时，肠黏膜层和黏膜下层首先出现损伤，如果缺血持续，则损伤向肌层及浆膜层方向发展，引起肠壁全层坏死。黏膜坏死导致其防御能力降低，使得病菌可侵入肠壁形成炎症，严重时可进入腹腔或血液导致腹膜炎及败血症。另外，肠道缺血时可使花生四烯酸、血管活性肽等炎性介质释放增多，进而加重炎症的发生，形成恶性循环，最后患者发生有效循环血量不足、代谢性酸中毒、中毒性休克以及多器官功能衰竭，严重者危及生命。

缺血性结肠类可发生在结肠的任何肠段，但常见于左半结肠，约占80%。其中脾曲是最易发部位，其他依次为乙状结肠、降结肠、横结肠及升结肠，这些部位多为两支动脉末梢供血区域的交界处，容易出现供血不全。左半结肠的血供主要来自肠系膜下动脉，肠系膜下动脉和腹主动脉近乎平行，肠系膜下动脉比肠系膜上动脉稍细，此外从腹主动脉随血流冲下的栓子仍较易进入肠系膜下动脉形成栓塞，该血管这一解剖特点可能是缺血性结肠炎高发于左半结肠的根本原因。

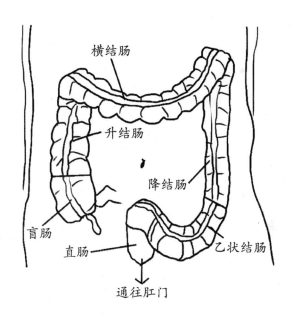

横结肠

升结肠

降结肠

盲肠

直肠

乙状结肠

通往肛门

★缺血性肠炎的临床表现

　　缺血性结肠炎的症状主要表现为腹痛、便血及腹泻三联征。腹痛通常多为突发性，呈阵发性绞痛或持续性绞痛，部位多在左侧腹部和脐周。老年人反应性较差，腹痛症状有时不明显，而只以腹泻表现为主，此时容易出现漏诊，须提高警惕。腹痛后多继发便血，但出血量一般不多。因为大量肠液

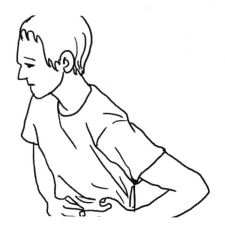

渗出、肠蠕动过快及肠黏膜坏死等因素导致腹泻，部分患者可出现里急后重，也可表现为发热、恶心、呕吐、腹胀等。

缺血性结肠炎的主要体征是左下腹压痛、直肠指检带血。严重者如肠坏疽、穿孔时，可有肌紧张、反跳痛。病变肠段扩张时可出现腹部膨隆，大多不对称。肠鸣音可亢进、减弱，甚至消失。腹水较多时，移动性浊音可为阳性。

★ 缺血性结肠炎的诊断及鉴别诊断

◆ 缺血性结肠炎的诊断

（1）年龄在50岁以上的患者。伴有高血压、动脉硬化、冠心病、糖尿病等疾病，有时可有便秘、感染、服降压药、心律失常、休克等诱因。

（2）突发腹痛、腹泻和便血。

（3）多有贫血，结肠镜具有特征性缺血坏死表现；钡灌肠X线检查，急性期可发现拇指印，后期可见肠道狭管征象；肠系膜动脉造影可见血管狭窄或阻塞表现。

◆ 缺血性结肠炎的鉴别诊断

缺血性结肠炎的急性期，应注意和急性胃肠炎、结肠憩室、溃疡性结肠炎、克罗恩病以及假膜性肠炎等疾病进行鉴别。高龄患者节段性结肠狭窄同时伴有腹痛、大便习惯改变以及便血时，需与恶性肿瘤引起的狭窄进行鉴别。

缺血性结肠炎的易发时间

中老年人，尤其是患有心房颤动或动脉粥样硬化等相关疾病的中老年人，餐后骤然发生腹痛、大便排出暗红血液的情况，需警惕发生缺血性结肠炎。有时可能还会伴有腹泻或便秘、腹胀、出汗等症状。强调餐后的原因是这时人体大量血液集中在胃、小肠等上消化道，导致原已供血不足的结肠血液更为减少或绝对供血不够，产生结肠黏膜急性缺血性坏死溃疡，从而发生便血。

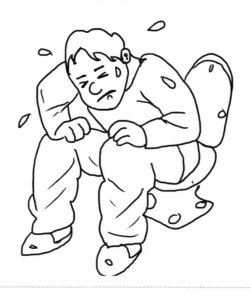

预防治疗

★缺血性结肠炎的预防

（1）饮食要有规律，一日三餐做到定时定量，不过分饥饿，不暴饮暴食，这样有助于肠道消化平衡，避免因为无节制饮食而致肠道功能紊乱。

（2）饮食以清淡、易消化、少油腻为基本原则，多进食健脾食品，如山药、扁豆、莲子心、百合、红枣等。少食冷饮。少食易胀气的食物，如西瓜、哈密瓜、韭菜、洋葱、大蒜、油炸食品、咖啡、碳酸饮料等。

（3）少吃高脂食物，以免由于其难消化而加重肠胃负担，如少吃高脂的快餐。

（4）避免过量饮酒。

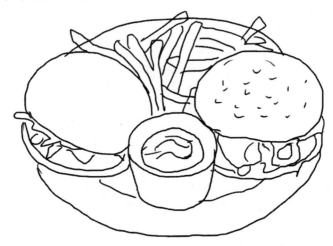

★缺血性结肠炎的治疗

◆治疗原则

禁食，中、高流量供氧；积极消除诱因和治疗伴发病；扩充血容量，疏通微循环，缓解肠黏膜缺血状况；使用抗生素；改善全身状况，抗休克，补液和纠正心衰；治疗伴发病与合并症；必要时可进行手术治疗。

病理早期及时支持治疗，包括禁食、补充血容量、维持水电解质平衡、保持心输出量。可选用抗生素防止感染。严重患者如有肠穿孔或腹膜炎体征，须及早采取剖腹探查术。

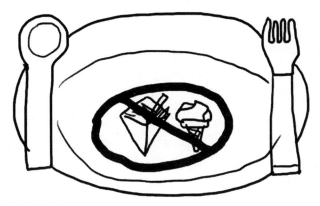

◆治疗方法

▲保守治疗

绝大多数局限在肠壁内的非坏疽型病变的发展具有自限性，可以逐渐被吸收。部分患者可发生结肠狭窄，也多为不完全性肠梗阻，可以通过保守治疗缓解。

▲手术治疗

坏疽型缺血性结肠炎的病死率在极大程度上取决于诊断和手术治疗是否及时、患者的全身情况以及并发症的发生情况。只要出现呼吸窘迫综合征、肾衰竭及持续性感染等严重并发症，病死率很高。手术治疗大多只限于缺血性结肠炎的坏疽型患者，一旦确诊，应及早手术。坏疽型缺血性结肠炎伴显著结肠扩张的患者应考虑行全结肠切除。对于病情维持2周以上，虽经积极保守治疗病情仍没有明显缓解的患者也应考虑手术治疗。大部分缺血性结肠炎造成的结肠狭窄为不完全性结肠梗阻，因此一般可以避免手术。对伴有慢性结肠梗阻临床症状的患者，经积极保守治疗无法缓解或与结肠恶性肿瘤鉴别有困难者，应采取手术治疗，切除狭窄肠段，一期吻合重建肠道连续性，并将切除组织送病理检查。

缺血性结肠炎的自救

大于 50% 的缺血性结肠炎病变是可逆的，症状往往可以在 48 小时内减轻或消失，如果腹部压痛、反跳痛逐渐加剧，体温逐渐升高，且有肠梗阻的表现，提示有结肠坏死，应立刻入院行结肠切除术。

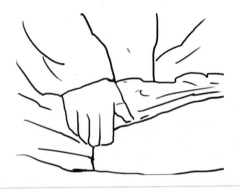

日常保养

★缺血性结肠炎患者日常生活注意事项

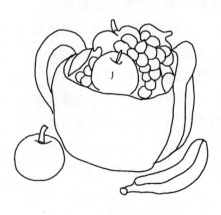

◆饮食

日常需禁烟、酒，多吃蔬菜、水果等维生素丰富的食物，尽可能避免吃肥肉、动物内脏等高脂肪食品。已确诊为缺血性结肠炎者，无论是否发生肠坏死或肠穿孔，均应禁食。

◆运动

应注意有规律的生活起居，在身体状况允许的情况下，可以适当参加一些力所能及的室内、室外运动，加上合理健康的饮食，对预防或延缓缺血性结肠炎的发生是有好处的。

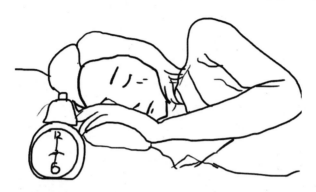

◆去除诱因

去除如便秘、感染、心律失常、不合理服用降压药、休克等因素，建议患有冠心病、高血压、动脉硬化和糖尿病的患者坚持治疗，多运动，以促进血液回流。如果出现不明原因突发腹痛及便血，应警惕此病的发生。

十五 克罗恩病

认识疾病

克罗恩病（CD）是一种病因未明、主要波及末端回肠和邻近结肠的慢性炎症性肉芽肿疾病，但整个消化道都能累及，常表现为消化道管壁全层性炎症，呈节段性或区域性分布。发病年龄以青少年常见（15～30岁），男女患病率相近。本病与溃疡性结肠炎统称为炎症性肠病。临床以腹痛、腹泻、腹块、发热及肠瘘等为主要表现，常伴有肠外损害；病程漫长，呈发作、缓解交替出现，重症者长久不愈，常有各种并发症，预后不良。

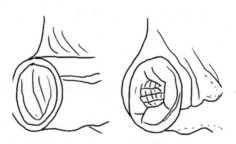

★克罗恩病的病因及发病机制

◆免疫

患者的体液免疫和细胞免疫都有异常。半数以上血中可检测到结肠抗体、循环免疫复合体（CIC）以及补体 C2、C4 的升高。借助免疫酶标法在病变组织中能发现抗原抗体复合物与补体C3。组织培养时，患者的淋巴细胞具有毒性，将杀伤正常结肠上皮细胞；切除病变的肠段，细胞毒作用也随之消失。白细胞移动抑制试验也呈异常反应，说明有细胞介导的迟发超敏现象；结核菌素试验反应低下；二硝基氯苯（DNCB）试验呈阴性，均支持细胞免疫功能低下。克罗恩病的发病还可能与免疫异常存在一定关系。

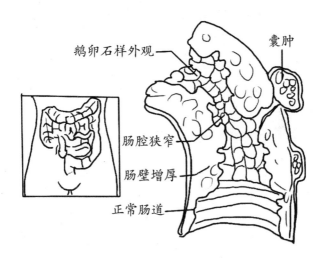

鹅卵石样外观

囊肿

肠腔狭窄

肠壁增厚

正常肠道

◆感染

应用特异性的DNA探针以PCR方法发现2/3的CD患者组织中存在副结核分枝杆菌（MP）；用CD组织匀浆接种金黄地鼠，半数产生肉芽肿性炎症，40%为MPPCR阳性；CD组织中可找到麻疹病毒包涵体；在无菌环境下，实验动物无法诱发肠道炎症；另外甲硝唑对CD有一定疗效。所有这些都提示感染在CD的发病中可能有一定作用。

◆遗传

本病发病有明显的种族差异及家族聚集性。就发病率而言，白种人大于黑种人，单卵双生大于双卵双生；CD患者有阳性家族史者占 10%～15%；研究发现本病具有某些基因缺陷。以上提示本病存在遗传倾向。

★克罗恩病的临床表现

发病大多隐匿、缓渐，从发病早期症状出现（如腹部隐痛或间歇性腹泻）至确诊经常需数月至数年。病程呈慢性，长短不等的活动期和缓解期交替，有终身复发倾向。少数急性发病，可表现为急腹症，类似于急性阑尾炎或急性肠梗阻。腹痛、腹泻以及体重下降三大症状是本病的主要临床表现。但本病的临床表现复杂多变，这可能与临床类型、病变部位、病期及并发症有关。

◆ 消化系统表现

▲腹痛

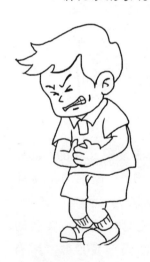

腹痛为最常见症状。多位于右下腹或脐周，间歇性发作，通常为痉挛性阵痛伴肠鸣，一般在进餐后加重，排便或肛门排气后缓解。腹痛的发生可能和进餐引起胃肠反射或肠内容物通过炎症、狭窄肠段引发局部肠痉挛有关。体检常有腹部压痛，部位多在右下腹。腹痛也可由部分或完全性肠梗阻引起，这时伴有肠梗阻症状。出现持续腹痛和显著压痛，提示炎症波及腹膜或腹腔内脓肿形成。全腹剧痛和腹肌紧张，预示病变肠段急性穿孔。

▲腹泻

腹泻也是本病常见症状。主要由病变肠段炎症渗出、蠕动增加以及继发性吸收不良引起。腹泻先是间歇发作，病程后期可转为持续性。粪便通常为糊状，一般无脓血和黏液。病变累及下段结肠或肛门直肠者，可有黏液血便和里急后重。

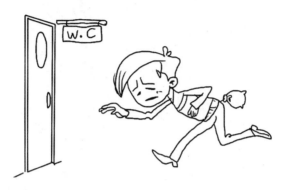

▲腹部包块

见于 10%～20% 的患者，因为肠粘连、肠壁增厚、肠系膜淋巴结肿大、内瘘或局部脓肿形成导致。多位于右下腹和脐周。固定的腹块提示有粘连，多已有内瘘形成。

▲瘘管形成

瘘管形成是克罗恩病的特征性临床表现，由于透壁性炎性病变穿透肠壁全层至肠外组织或器官而成。瘘分内瘘与外瘘，前者可通向其他肠段、肠系膜、膀胱、输尿管、阴道和腹膜后等处，后者通向腹壁或肛周皮肤。肠段之间内瘘形成可致腹泻加重和营养不良。肠瘘通向的组织与器官因粪便污染可导致继发性感染。外瘘，或通向膀胱、阴道的内瘘可见粪便与气体排出。

▲肛门周围病变

肛门周围病变包括肛门周围瘘管、脓肿形成以及肛裂等病变，见于部分患者，有结肠受累者较多见。有时这些病变为本病的首发或突出的临床表现。

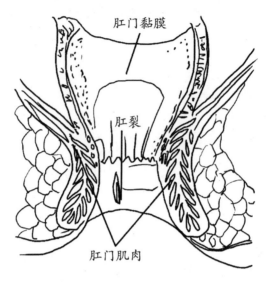

◆全身表现

▲发热

发热是常见的全身表现之一，与肠道炎症活动及继发感染相关。间歇性低热或中度热常见，少数呈弛张高热伴有毒血症。少数患者以发热为主要症状，甚至较长时间不明原因发热之后才发生消化道症状。

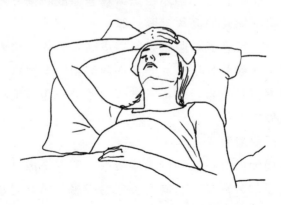

▲营养障碍

由慢性腹泻、食欲减退及慢性消耗等因素导致。主要表现为体重下降，可有贫血、低蛋白血症以及维生素缺乏等表现。青春期前患者常有生长发育迟滞。

◆肠外表现

本病肠外表现与溃疡性结肠炎的肠外表现类似，但发生率较高。以口腔黏膜溃疡、皮肤结节性红斑、关节炎及眼病比较常见。

★克罗恩病的诊断及鉴别诊断

◆克罗恩病的诊断

▲诊断标准

具有典型的临床表现，符合下列情况者应考虑小肠克罗恩病：小肠节段性慢性炎症表现，X线钡剂造影有典型的克罗恩病征象或病理组织（包括活检取材或手术取材）显示肉芽肿，中心没有干酪坏死。

有下列情况者，应考虑结肠克罗恩病：结肠节段性慢性炎症表现，伴发小肠克罗恩病者，X线或结肠镜下有典型克罗恩病表现，组织病理显示肉芽肿，中心没有干酪坏死。

▲确诊标准

术后病理确诊标准必须具备显微镜下5项特点中4项才能确诊：

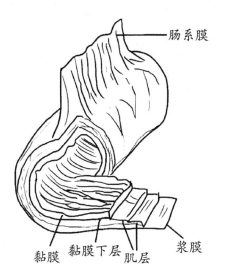

肠系膜

黏膜　黏膜下层　肌层　浆膜

（1）节段性全壁炎。

（2）裂隙状溃疡。

（3）黏膜下层高度增宽（水肿，淋巴管，血管扩张等导致）。

（4）淋巴细胞聚集。

（5）结节病样肉芽肿（非干酪性上皮样肉芽肿），并且肠壁及肠系膜淋巴结没有干酪样坏死。

◆克罗恩病的鉴别诊断

▲急性阑尾炎

一般腹泻少见，右下腹痛比较严重，压痛及肌紧张显著，发病急，病程短，有发热，血白细胞增加，但有些病例很难准确地鉴别，当可疑急性阑尾炎，病情重且持续时，应剖腹探查，避免阑尾坏死或穿孔造成更严重后果，腹部 CT 扫描可帮助两者的鉴别。

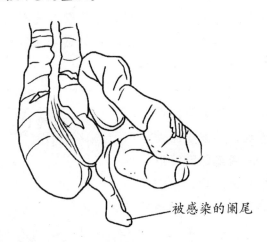

被感染的阑尾

▲肠结核

与本病不易鉴别，X 线表现也非常相似，在其他部位如肺部或生殖系统有结核病灶者，大多数为肠结核，结肠镜检查及活检有助鉴别。如仍无法鉴别，可试用抗结核治疗，如疗效不明显，常需开腹探查，经病理检查才可以诊断，病理检查中，结核病可见干酪性肉芽肿，而克罗恩病则为非干酪性肉芽肿。

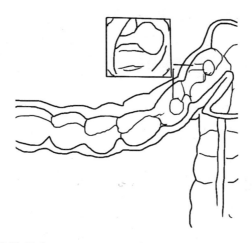

▲小肠淋巴瘤

小肠淋巴瘤表现为腹泻，腹痛，发热，体重下降，疲劳感更为显著，更易发生肠梗阻，症状多为持续性，恶化较快，腹部肿块与克罗恩病比边界比较清楚，较硬，一般无压痛，可有浅表淋巴结和肺门淋巴结肿大以及肝、脾的显著肿大，×线及小肠镜检查可发现肠腔内肿物以及溃疡，小肠活检有助于诊断。

▲十二指肠溃疡

十二指肠克罗恩病常与消化性溃疡的症状和×线表现类似，但克罗恩病的疼痛不如十二指肠溃疡有规律，纤维内镜检查和活检有助于诊断，制酸剂治疗对消化性溃疡有效，而对克罗恩病无效。

▲非肉芽肿性溃疡性空肠回肠炎

腹痛与腹泻是非肉芽肿性溃疡性空肠回肠炎的突出表现，

体重下降，吸收不良和低蛋白血症更为显著，小肠活检病变为弥漫性，绒毛扁平和增厚，基底膜炎症浸润，黏膜溃疡。

▲缺血性结肠炎

缺血性结肠炎为血管供血障碍导致，多见于老年人，起病较急骤，多先有腹痛，然后出现腹泻便血，病程为急性过程，结肠镜和钡灌肠造影有助于诊断。

▲阿米巴肠炎

寻找阿米巴原虫有助于诊断，但慢性阿米巴肠炎很难找到阿米巴原虫。据报道，血凝试验是诊断阿米巴肠炎的常见方法。

▲结肠淋巴瘤

通过结肠镜及其活检多数可明确诊断。

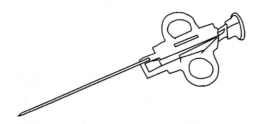

▲放射性结肠炎

放射性结肠炎与放射部位相对应，病变程度与放射量有关。

 毒血症

毒血症又称"多发脓肿"，过去有人称之为"脓毒败血症"，属于病情较重的全身性化脓性感染之一。毒血症是指细菌毒素从局部感染病灶进入血液循环，产生全身性持续高热，伴有大量出汗、脉搏细弱或休克的一种疾病。血菌毒素可以直接破坏血液中的血细胞，因此往往出现贫

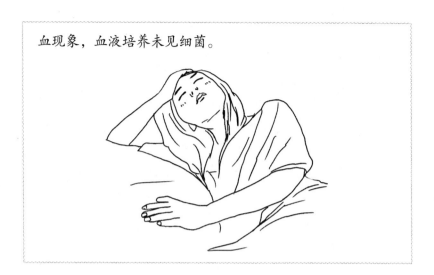

血现象，血液培养未见细菌。

预防治疗

★克罗恩病的预防

◆未病前的预防

中医学认为本病是因为脾肾虚弱、感受外邪、情志内伤、饮食劳倦等因素引起的。

现代医学认为克罗恩病的发病原因不明确，可能和病毒感染、免疫、遗传因素密切相关。结合中西医学观点，可从生活起居、饮食、精神调养以及增强体质等几个方面进行预防。

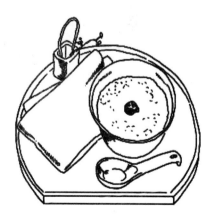

▲生活起居要有规律

▲禁食生冷不洁食物

▲精神调养

▲适当进行体育锻炼

◆已病后的预防

本病是一慢性反复发作的疾病。因为病因不明，尚无根本的治愈方法。很多患者在其病程中都会出现一次以上的并发症需要手术治疗，而手术治疗的复发率极高，有报道可达90%。本病的复发率和病变范围以及病症侵袭的强弱等因素有关，所幸死亡率还不高。另外，本病随病程的延长和年龄的增长，复发率慢慢降低而健康者的比率升高。近年来的调查显示，各种治疗措施对多数患者是有效的，能够帮助患者度过病情活动期的难关。

★克罗恩病的治疗

◆治疗原则

本病尚无特殊治疗方法。无并发症时，支持疗法与对症治疗十分重要，可缓解相关症状。活动期宜卧床休息，予以高营养、低渣饮食。严重病例应暂禁食，纠正水、电解质、酸碱平衡紊乱，给予肠内或肠外高营养。贫血者可补充维生素 B_{12}、叶酸或输血。低蛋白血症可以输血清蛋白或血浆。水杨酸偶氮磺胺吡啶、肾上腺皮质激素和 6- 巯基嘌呤等药控制活动期症状有效。解痉、止痛、止泻和控制继发感染等也有利于症状缓解。补充多种

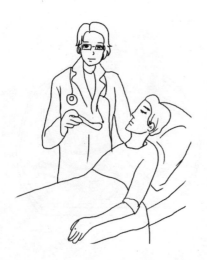

维生素、矿物质可促进体内酶类及蛋白质的合成，同时具有保护细胞膜作用。

◆ 药物治疗

▲水杨酸类

柳氮磺胺吡啶与 5-氨基水杨酸（5-ASA）适用于慢性期和轻、中度活动期患者。通常认为 SASP 无法预防克罗恩病复发。对不能耐受 SASP 或过敏者可改用 5-ASA。对直肠及乙状结肠、降结肠病变可采用 SASP 或 5-ASA 制剂灌肠，通过肛门用药。严重肝、肾疾患、婴幼儿、出血性体质以及对水杨酸制剂过敏者不得应用 SASP 及 5-ASA 制剂。

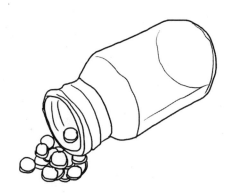

▲肾上腺皮质激素

用于中、重症或爆发型患者，对无法耐受口服者，可静脉滴注氢化可的松或甲强龙或 ACTH，14 天后改口服泼尼松维持。一般在急性发作控制后尽快停用，也可采用隔日口服泼尼松或联用 SASP 或 s-ASa 作为维持治疗。对直肠、乙状结肠、降结肠病变可采取药物保留灌肠，如氢化可的松琥珀酸盐、0.5% 普鲁卡因，加生理盐水，缓慢直肠滴入，也可以和 SASP、s-ASA 或锡类散等药物合并使用，妊娠期也可使用。

▲其他药物

对肾上腺皮质激素或磺胺药治疗无效者，可采用或加用硫唑嘌呤、6-巯嘌呤（6MP）、环孢素、FK506 等其他免疫抑制剂，也可与左旋咪唑、干扰素、转移因子、卡介苗及免疫球蛋白等免疫增强剂联用。此外，甲硝唑（灭滴灵）、广谱抗生素和单克隆抗体等也可使用。

◆外科手术

手术治疗适用于完全性肠梗阻、肠瘘与脓肿形成、急性穿孔或不能控制的大出血，以及很难排除癌肿的患者。对肠梗阻要区分炎症活动引发的功能性痉挛与

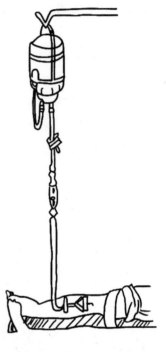

纤维狭窄引起的机械梗阻，前者经过禁食、积极内科治疗多可缓解而不需手术，对尚未合并脓肿形成的瘘管，积极内科保守治疗有时也可闭合，合并脓肿形成或内科治疗失败的瘘管才是手术的指征。手术方式主要为病变肠段的切除，手术切除包括病变和距离病变远、近侧 10 厘米的肠段及其系膜和淋巴结。如果局部粘连严重或脓肿形成，无法切除，可做短路或旷置术，根据情况再做二期病变肠管切除术。如果是腹腔内脓肿则切开引流。对多处病变的病例，仅切除有并发症的病变肠管，避免因过度切除引发短肠综合征。因误诊为阑尾炎等而在手术中发现为本病时，如无肠梗阻、穿孔等并发症，不必做肠切除术。本病手术治疗后经常在肠吻合口附近

复发。推荐的预防性用药在术后 2 周开始，维持时间不少于 3 年。术后复发率高，应随访。

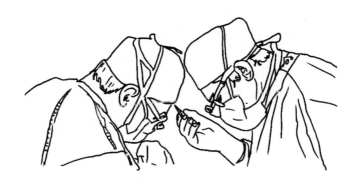

肠 瘘

　　肠瘘是指肠管之间、肠管与其他脏器或者体外出现病理性通道，造成肠内容物流出肠腔，引起感染、体液丢失、营养不良和器官功能障碍等一系列病理生理改变。肠瘘可分为内瘘与外瘘两类。

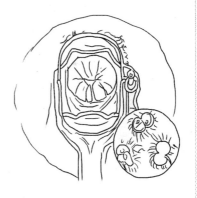

　　肠瘘的临床表现比较复杂，其病情轻重受到多种因素的影响，包括肠瘘的类型、原因、患者身体状况以及肠瘘发生的不同阶段等。肠内瘘可无显著症状和生理紊乱。肠外瘘早期通常表现为局限性或弥漫性腹膜炎症状，患者可产生发热、腹胀、腹痛、局部腹壁压痛和反跳痛等症状。

日常保养

★克罗恩病患者饮食注意事项

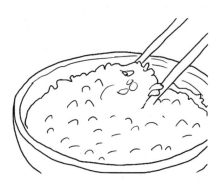

（1）主食应精细，用富强粉、上等好大米等。禁用粗制粮食，如玉米面、小米、全麦粉制成的食品，避免增加肠道负担和损害。

（2）副食可选择瘦肉、鱼、鸡、肝、蛋等作为提供蛋白质的主要来源，活动期应限制牛乳。不吃胀气食物，如黄豆、葱头等，蔬菜可选择土豆、山药、胡萝卜等含粗纤维少的块根类食物。

（3）为纠正体内缺钾和贫血状况，可供给各种菜汁、果汁、去油肉汤、枣汤、肝汤等，以补充维生素B、C以及无机盐钾、铁等。

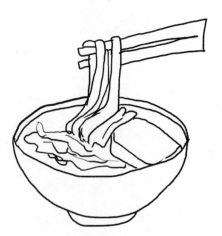

（4）为了增加营养，又不增加肠道负担，应尽量压缩食物体积，选择单位量营养价值较高的食品，例如饮料代替饮水。也可用两种以上原料合制一份饮食，如肝汤菜汁蒸鸡蛋、煮鸡汤挂面、果汁冲藕粉、鸡蛋以及面制成面条、馄饨皮等。

（5）食物要易于消化，各种食品都应切碎制软，禁用油煎炸食品，烹调大多以烩、蒸、煮、炖为宜。禁用各种浓烈刺激的调味品，例如辣椒、大料、酒类等，避免对肠黏膜的刺激。

（6）少量多餐。为了降低肠道负担，补偿营养时，应循序渐进，少量多餐。必要时短期给予素食或肠外营养，多次少量输血，可改善全身状况。

（7）供给高热量、优质蛋白质和多种维生素，如维生素A、维生素D及复合维生素B和维生素C等。

（8）注意补充无机盐，来纠正电解质的紊乱。

（9）采用低脂、少渣饮食。

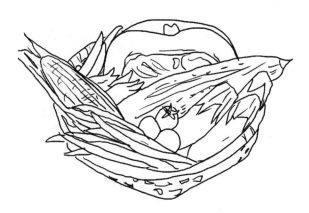

十六　脂肪性肝病

正常肝细胞内脂肪含量占肝重量的 4%～5%，当肝内脂肪含量大于肝重量的 5%，或肝活检有 30% 以上肝细胞发生脂肪变时，就称为脂肪肝。我国脂肪肝的患病率约 20%。依据脂肪变的肝细胞的多少将脂肪肝分为轻、中、重三型，按照发病原因分为酒精性脂肪肝和非酒精性脂肪肝。本节重点讲述非酒精性脂肪肝病。

正常肝脏　　　　　脂肪肝

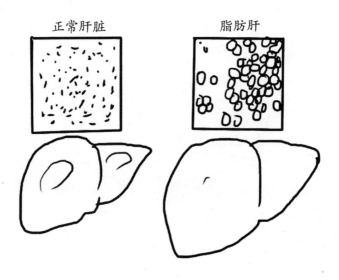

认识疾病

★脂肪性肝病的病因及发病机制

◆脂肪性肝病的病因

▲肥胖性脂肪肝

肝内脂肪堆积的程度和体重成正比。30%~50%的肥胖症合并脂肪肝,重度肥胖者脂肪肝病变率高达61%~94%。肥胖人体重得到控制后,其脂肪浸润也减少或消失。

▲酒精性脂肪肝

长期嗜酒者肝穿刺活检,75%~95%有脂肪浸润。还有人调查,每天饮酒超过80~160克则酒精性脂肪肝的发生率升高5~25倍。

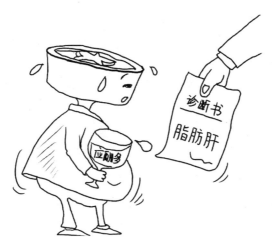

▲快速减肥性脂肪肝

禁食、过分节食或其他快速减轻体重的措施可引起脂肪分解短期内大量增多,消耗肝内谷胱甘肽(GSH),使肝内丙二醛与脂质过氧化物大量增加,损伤肝细胞,引起脂肪肝。

▲营养不良性脂肪肝

营养不良导致蛋白质缺乏是导致脂肪肝的重要原因，多见于摄食不足或消化障碍，无法合成载脂蛋白，造成三酰甘油积存肝内，形成脂肪肝。

▲糖尿病脂肪肝

糖尿病患者中约有 50% 可发生脂肪肝，其中以成年患者为多。由于成年后患糖尿病患者有 50%～80% 是肥胖者，其血浆胰岛素水平和血浆脂肪酸增高，脂肪肝变既与肥胖程度有关，又和进食脂肪或糖过多有关。

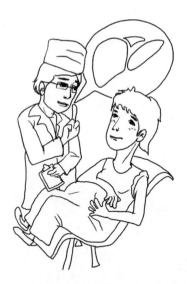

▲药物性脂肪肝

某些药物或化学毒物通过抑制蛋白质的合成而引起脂肪肝，如四环素、肾上腺皮质激素、嘌呤霉素、环己胺、吐根碱以及砷、铅、银、汞等。降脂药也可经由干扰脂蛋白的代谢而形成脂肪肝。

▲妊娠脂肪肝

多在第一胎妊娠 34～40 周时起病，病情严重，预后不佳，母婴死亡率分别达 80% 与 70%。

▲其他疾病引起的脂肪肝

结核、细菌性肺炎以及败血症等感染时也可发生脂肪肝，病毒性肝炎患者如果过分限制活动，加上摄入高糖、高热量饮食，肝细胞脂肪容易堆积；接受皮质激素治疗后，脂肪肝更容易发生。控制感染后或消除病因后脂肪肝迅速改善，还有胃肠外高营养性脂肪肝、中毒性脂肪肝、遗传性疾病导致的脂肪肝等。

◆脂肪性肝病的发病机制

食物中的脂肪经酶水解并与胆盐结合，由肠黏膜吸收，然后与蛋白质，胆固醇和磷脂形成乳糜微粒，乳糜微粒进入肝脏后在肝窦库普弗细胞分解成甘油与脂酸，脂酸进入肝细胞后在线粒体内氧化，分解而释放能量，或酯化合成三酰甘油，或在内质网转化为磷脂并形成胆固醇酯，肝细胞内大部分的三酰甘油和载脂蛋白等形成极低密度脂蛋白（VLDL）并以这种形式进入血液循环，VLDL在血中去脂成为脂酸为各种组织提供能量，脂类代谢障碍是产生脂肪肝的原因。

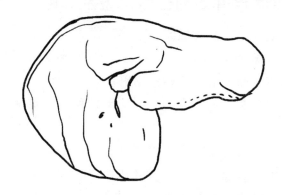

★脂肪性肝病的临床表现

脂肪性肝病的临床表现多样，轻度脂肪性肝病多无临床症状。仅有疲乏感，而多数脂肪性肝病患者较胖。脂肪性肝病患者多于体检时偶然发现。

中、重度脂肪性肝病有类似慢性肝炎的表现，可有食欲不振、疲倦乏力、恶心、呕吐、肝区或右上腹隐痛等。肝脏轻度肿大可有触痛，质地稍韧、边缘钝、表面光滑，少数患者可有脾大和肝掌。

当肝内脂肪沉积过多时，可使肝被膜膨胀、肝韧带牵拉，而引起右上腹剧烈疼痛或压痛、发热、白细胞计数增多，误诊为急腹症而做剖腹手术。

此外，脂肪性肝病患者也常有舌炎、口角炎、皮肤瘀斑、四肢麻木、四肢感觉异常等末梢神经炎的改变。少数患者也可有消化道出血、牙龈出血、鼻衄等。重度脂肪性肝病患者可以有腹腔积液和下肢水肿、电解质紊乱如低钠、低钾血症等，脂肪性肝病表现多样，遇有诊断困难时，可做肝活检确诊。

★脂肪性肝病的诊断及鉴别诊断

◆脂肪性肝病的诊断

临床诊断标准凡具有下列第 1~5 项和第 6 或第 7 项任一项者即可诊断为非酒精性脂肪肝。

（1）有易患因素例如肥胖、2 型糖尿病、高脂血症和女性等。

（2）无饮酒史或饮酒折合酒精量每周低于 40 克。

（3）除外病毒性肝炎、药物性肝病、Wilson 病、全胃肠外营养及自身免疫性肝病等。

（4）除原发病临床表现外，可产生乏力、肝区隐痛等症状，可伴肝、脾大。

（5）血清转氨酶可升高，并以 ALT 为主，可伴发 GGT、铁蛋白和尿酸等增高。

（6）肝组织学有典型表现

（7）有影像学诊断依据

◆脂肪性肝病的鉴别诊断

▲肝癌、肝血管瘤、肝脓肿、肝囊肿

局限性脂肪肝改变需与它们进行鉴别。肝癌，特别是小细胞肝癌和甲胎蛋白阴性的肝癌，很难与局限性脂肪肝进行鉴别。通常情况下小细胞肝癌多呈衰减，常有包膜影和门静脉受累。转移性肝癌多为超声增强，常见多结节，无门脉系统受累，CT显示肝癌多呈边界较清楚的密度减低区，加注造影剂后扫描组织对比增强。选择性肝动脉造影可以较好地显示肿瘤血管或血管瘤。肝动脉造影虽然在鉴别肝血管瘤及肝癌时存在困难，但对于排除肝脓肿、肝囊肿等仍具有一定价值。B超引导下肝穿刺活检是确诊各种肝内占位性病变的常用方法。

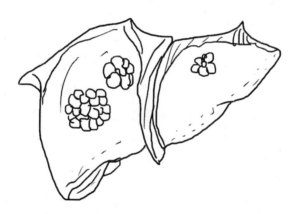

▲病毒性肝炎

脂肪肝患者肝内脂肪变性呈弥漫性分布，通常与病毒性肝炎等鉴别。病毒性肝炎患者除具有乏力、发热、恶心、呕吐、黄疸、尿黄等表现之外，流行病学、病原学检查有助于确诊。

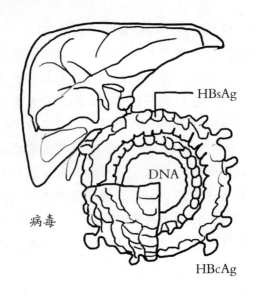

 需行肝活检的情况

（1）局灶性脂肪肝很难与恶性肿瘤鉴别者。

（2）为排除某些罕见的脂肪性肝疾病。

（3）肥胖的脂肪肝患者减肥后，肝功能异常无改善者。

（4）无症状但疑为脂肪性肝炎，肝活检是唯一确诊手段。

（5）为明确脂肪肝或肝功能损害的病因。

（6）用来客观评价肝组织脂肪变性、炎症及坏死程度等。

预防治疗

★脂肪性肝病的预防

◆合理膳食

每日三餐膳食应调配合理，做到粗细搭配营养平衡，足量的蛋白质可以清除肝内脂肪。

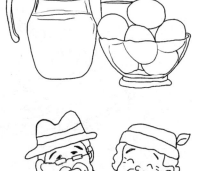

◆慎用药物

任何药物进入体内均要经过肝脏解毒，在选用药物时更要慎重，避免药物的毒副作用，特别对肝脏有损害的药物严禁使用，避免进一步加重肝脏的损害。

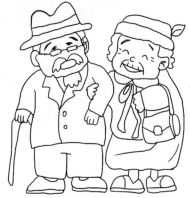

◆心情开朗

不暴怒，少气恼，注意劳逸结合等也是非常重要的。

★脂肪性肝病的治疗

◆脂肪性肝病的治疗原则

脂肪性肝病不但是一个可逆性疾病，而且也是全身性疾病在肝脏的一种病理表现，如果能早期发现，针对病因及时综合治疗，肝内病变在进一步演变为肝硬化之前仍可得到逆转，脂肪肝的治疗原则可概括为：

（1）去除病因与诱发因素，积极控制原发病。

（2）调整饮食方案，纠正营养失衡。

（3）坚持必要的锻炼来维持理想的体重。

（4）维持相对正常的血脂，血糖水平。

（5）自我保健意识的教育来纠正不良行为。

（6）必要时适当添加保肝、祛脂、抗肝纤维化类药物，促进肝内脂质排泄，避免肝细胞坏死、炎症及纤维化。

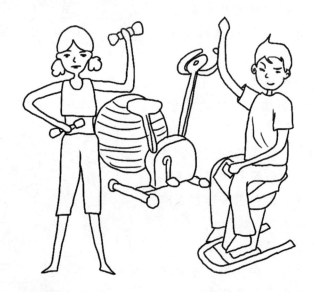

◆一般治疗

▲找出病因

有的放矢采取措施。如长期大量饮酒者需戒酒。营养过剩、肥胖者应严格控制饮食，使体能恢复正常。有脂肪肝的糖尿病患者需积极有效地控制血糖。营养不良性脂肪肝患者应适度增加营养，特别是蛋白质与维生素的摄入。总之，去除病因才有利于治愈脂肪性肝病。

▲调整饮食结构

多进食高蛋白质、高维生素、低糖、低脂肪食物。不吃或少吃动物性脂肪、甜食（包括含糖饮料）。多吃青菜、水果和富含纤维素的食物，以及高蛋白质的瘦肉、河鱼、豆制品等，少吃零食，睡前不加餐。

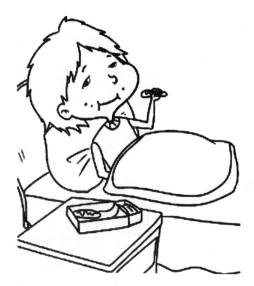

▲适当增加运动

运动可促进体内脂肪消耗。行走、仰卧起坐或健身器械锻炼都是非常有益的。

▲补硒

补硒能让肝脏中谷胱甘肽过氧化物酶的活性达到正常水平，对养肝护肝起到很好的作用，硒麦芽粉、五味子为主要原料制成的养肝片，具有免疫调节的保健功能，对化学性肝损伤具有辅助保护作用，有养肝、保肝、护肝作用。

◆药物治疗

到目前为止，西药尚无防治脂肪性肝病的有效药物，以中药长期调理性的疗效较好。西药常选用保护肝细胞、去脂药物及抗氧化剂等，如维生素B、维生素C、维生素E、卵磷脂、熊去氧胆酸、水飞蓟素、肌苷、辅酶A、还原型谷胱甘肽、牛磺酸、肉毒碱乳清酸盐、肝泰乐，以及某些降脂药物等。

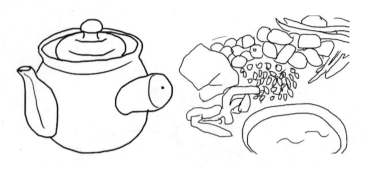

 脂肪性肝病的转归

（1）单纯性脂肪肝病变可逆，发展为肝纤维化及肝硬化阶段时已有瘢痕形成以及结缔组织增生，病变不可逆转。

（2）约15%的患者可从单纯性脂肪肝转变为肝纤维化、肝硬化。

（3）约3%的患者可能发展为肝衰竭或需要进行肝移植治疗。

日常保养

★脂肪性肝病患者的日常生活注意事项

◆饮食要合理

少吃肥肉和油炸食品，应该制订并坚持合理的饮食制度。瘦肉、鱼类、蛋清及新鲜蔬菜等宜多食用,同时应限制胆固醇与摄入量,如动物内脏、脑髓、蛋黄、鱼卵、鱿鱼等。

◆适当的活动

坚持适度锻炼,选择慢跑、中快速步行(115~125 步/分),骑自行车、上下楼梯、打羽毛球、跳舞、游泳、健美操等运动。运动强度按照心率而定,靶心率 =170- 年龄,运动持续时间 30 分钟以上,每周 3~5 次。

◆劳逸有度

调整生活节律,确保充足的睡眠,保持心情愉快,避免精神紧张,过度劳累。本病通常不需卧床休息。

◆禁酒禁烟

绝对禁酒,最好禁烟。

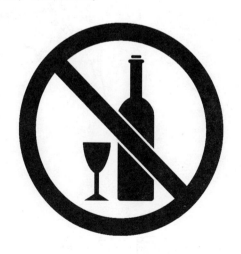

十七　酒精性肝病

酒精性肝病是指因为长期大量饮酒导致的中毒性肝损害，它包括酒精性脂肪肝、酒精性肝炎及酒精性肝纤维化和肝硬化。重度酗酒者中约80%发生脂肪肝，10%～35%出现酒精性肝炎，约10%发展为肝硬化。在我国，酒精性肝病有增多的趋势，目前仅次于病毒性肝炎居肝硬化病因的第二位。因此应注意酒精对人体健康的损害。

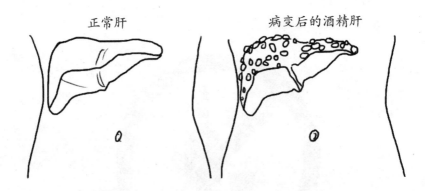

正常肝　　　　　　病变后的酒精肝

认识疾病

★酒精性肝病的病因及发病机制

◆酒精性肝病的病因

乙醇及其中间代谢产物乙醛和乙酸等损伤肝细胞，是引起肝损害的基本原因。肥胖、高脂血症、糖尿病对酒精性肝病具有促进作用。另外，种族、遗传、营养和免疫等因素可有一定影响。

◆酒精性肝病的发病机制

肝是酒精代谢、降解的主要场所。酒精肝是以乙醇对肝直接毒性作用作为基础。

▲ NADH/NAD$^+$ 比值增高

乙醇氧化脱氢过程留下太多的还原型辅酶 I（NADH），使得 NADH/NAD$^+$ 比值增高，进而引发脂肪酸的氧化能力降低和三酰甘油合成上升。

▲乙醛和自由基的损害作用

乙醛是乙醇的中间代谢产物，具有强烈的脂质过氧化反应及毒性作用。自由基是酒精在肝细胞微粒体氧化系统的作用下产生的。二者都可以损伤肝细胞的膜系统，影响肝细胞的功能。

▲刺激贮脂细胞产生胶原

这是酒精性肝硬化的重要机制。

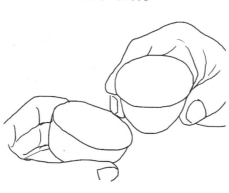

▲乙醇的肝损害作用

乙醇可直接损害肝细胞内微管、线粒体的功能以及膜的流动性，影响蛋白质输出和脂肪代谢等，为肝细胞脂肪变性及坏死的重要基础。

★酒精性肝病的临床表现

◆酒精性脂肪肝

醉酒几小时后就能发生肝脂肪变，患者多为中等肥胖，无症状，或有上腹或右上腹不适疼痛，少数具有黄疸、水肿、维生素缺乏。用手按压右上腹可感到肿大的肝，柔软，具有弹性感或压痛，脾增大较少，还可有腹水。

◆酒精性肝炎

轻者无症状，重者可出现疲乏、发热、食欲缺乏、恶心呕吐、体重减轻等，皮肤或眼睛发黄，用手按压右上腹可触及肿大的肝，并有按压痛，1/3 患者有脾大，部分患者腮腺大。可并发呕血、便血。

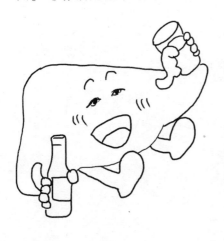

◆酒精性肝硬化

通常较隐匿，男多于女，多在 50 岁左右出现，80% 有 5～10 年大量饮酒史。除有腹水、食管-胃底静脉弯曲增粗或并发出血、脾大等普通肝硬化的表现外，还常伴肝外器官酒精中毒损害，表现为胃炎、肾病、胰腺炎等。

★ 酒精性肝病的诊断及鉴别诊断

◆ 酒精性肝病的诊断

中华肝脏病学会脂肪肝和酒精性肝病学组拟定酒精性肝病临床诊断标准。

（1）有长期饮酒史，通常超过5年，折合乙醇量每天≥40克，女性每天≥20克，或2周内有暴饮史。（每天＞80克）。

（2）禁酒后血清 ALT、AST、GGT 明显降低，4 周后降至 2 倍正常上限值以下。

（3）禁酒后增大的肝 1 周内显著缩小，4 周内基本恢复正常。

（4）除外病毒性肝病、代谢性肝病及药物性肝病。

未能取得上述条件者，需取得病理学依据。

酒精量换算公式为：酒精量（克）＝饮酒量（毫升）×酒精含量（％）×0.8（酒精比重）

◆ 酒精性肝病的鉴别诊断

需要和嗜肝病毒现症感染以及药物肝损伤、中毒性肝损伤以及自身免疫性肝病等鉴别。

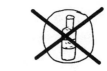

▲ 非酒精性脂肪肝

是否有长期饮酒史有利于鉴别。

▲ 病毒性肝炎

无饮酒史，肝炎标志物阳性，临床上多数情况二者合并

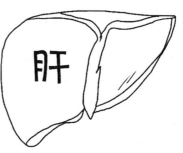

存在。

▲非酒精性肝硬化

通过结合病史并注意各种不同病因导致肝硬化的特点一般鉴别不难，但亦应注意临床上常可合并存在。

 酒精性肝病的易发人群

饮酒时间越长，酒量大，营养状态差者容易患酒精性肝病。长期饮酒每日超过 80 克，将不可避免地发生酒精性肝病；每天 160 克持续 11 年，25% 发生肝硬化；每天 210 克持续 20 年，50% 发生肝硬化。同时，是否发病也和遗传因素有关，对酒精耐受性低的人易患病，国外报道患病率男女之比为 14:1。

预防治疗

★酒精性肝病的预防

◆一级预防

不饮用含有酒精的饮料是预防酒精性肝病的根本。在现实生活中，要完全做到这点几乎是不可能的。因此，退而求其次，只能要求做到尽量少饮含精的饮料。在饮酒后及时补充高蛋白、高维生素饮食，并服用解酒药物如葛根。

◆二级预防

对有大量饮酒或长期饮酒的患者，应进行定期检查肝功能，必要时行肝穿刺组织活检，及早发现酒精性肝病，并确定其发展的程度。目前尚缺少诊断酒精性肝病特异的、灵敏的指标，有待于进一步研究。酒精性肝病的早期治疗包括：

（1）终身禁酒。

（2）高蛋白、高维生素饮食，特别是维生素 B 族，维生素 A、维生素 C、维生素 K 等，应予大量叶酸。

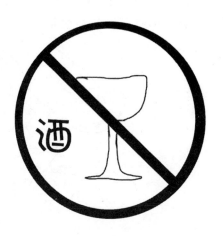

（3）有报道认为肾上腺皮质激素对脂肪肝、活动性酒精性肝炎有效，但也有报道表示效果不能肯定。

（4）丙硫氧嘧啶曾被试用过，效果无法确定。

★ 酒精性肝病的治疗

◆ 治疗原则

戒酒和营养支持，减轻酒精性肝病的严重程度；缓解已存在的继发性营养不良和对症治疗酒精性肝硬化及其并发症。

◆ 一般治疗

及时戒酒是治疗的前提（注意部分患者可出现戒断综合征），给予高蛋白、高维生素、高糖的饮食，重症患者尤其应注意休息，并给予静脉支持疗法。

◆ 药物治疗

（1）维生素 C 和 B 族维生素、维生素 K 以及叶酸。

（2）胰岛素及胰高血糖素：每日静脉滴注胰岛素和胰高血糖素 12 小时，治疗 3 周，可使肝功能得到一定程度的改善。

（3）氧自由基清除剂：甘草酸制剂、水飞蓟宾类、多烯磷脂酰胆碱以及还原性谷胱甘肽等药物有不同程度的抗氧化、抗炎、保护肝细胞膜和细胞器等作用，临床应用可改善肝脏生物化学指标。S-腺苷蛋氨酸治疗可以改善酒精性肝病患者的临床症状及生物化学指标。

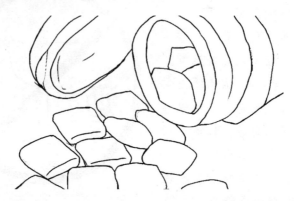

（4）抑制肝纤维化：干扰素、秋水仙碱和中药桃仁、丹参、当归等。

（5）糖皮质激素：目前看法不统一，对严重病例，例如深度黄疸、发热、凝血酶原显著延长者可用泼尼松30mg，每日一次，2～3周后酌减。

◆处理并发症

积极处理酒精性肝硬化的并发症（如门静脉高压、食管胃底静脉曲张、自发性细菌性腹膜炎、肝性脑病以及肝细胞肝癌等）。严重酒精性肝硬化患者可考虑肝移植，但需要患者肝移植前戒酒3～6个月，且没有其他脏器的严重酒精性损害。

 酒精性肝病的预后

酒精性脂肪肝戒酒后可以完全恢复，少部分活动型酒精性肝炎发展成为肝硬化。酒精性肝硬化比肝炎肝硬化好，戒酒比不戒酒者预后良好。戒酒后 5 年生存率 50%～60%，不戒酒 5 年生存率 30%～40%。酒精性肝硬化肝移植后生存率比其他肝病移植后良好。因此对酒精性肝病应做到早发现、早诊断、早治疗。

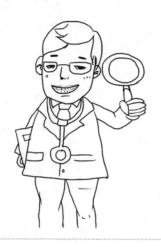

日常保养

★酒精性肝病患者日常生活注意事项

◆戒酒

饮酒可导致多种疾病，而尤其以伤害肝脏为甚，是酒精性肝病的根本原因，所以在疾病的治疗过程中及疾病康复后，必须严禁饮酒。在临床上，因不能戒酒使疾病复发以及病情恶化的情况，也不少

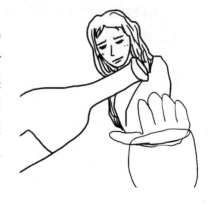

见，需引以为戒。若能彻底戒酒，消除病因，则可提高治疗效果，促进疾病康复，避免疾病的复发、恶化或他变。

◆ 饮食

肝病患者的饮食，应多吃素食、宜清淡，忌油腻，富营

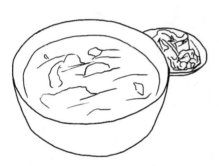

养，易消化为原则，少食多餐，禁止生冷、甜腻、辛热及生痰助湿之品。食盐有凝滞助水之弊，因此应进食低盐、少盐的食物。有出血倾向者，更应忌酒、烟及刺激性食物；湿浊现象明显者，禁食肥甘油腻的食物；若出现精神障碍、神识不清者，需严格控制肉食，供应新鲜流质食物。

◆ 休息

酒精性肝病患者应注意休息，做到起居有节，劳逸适量。根据病情的不同阶段掌握动静结合的关系，急性期需采取"以静为主，静中有动"的原则，以休息为主，限制活动量。稳定期应采取"动静结合，动静适度"的原则，做到生活自理，适度休息。恢复期应采用"以动为主，动中有静"的原则，活动量循序渐进，以无疲乏感为宜，避免劳累过度，耗伤气血。

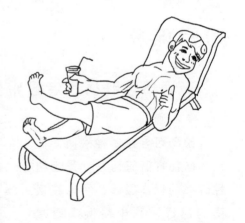

◆锻炼

平时锻炼身体，可以增强体质，减少或防止疾病的发生。在疾病过程中，需根据病情的缓急轻重以及体质强弱不同，选择合适的锻炼方法。

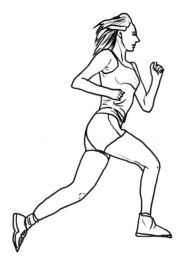

◆情志

肝胆之病，容易郁滞，应以疏泄条畅为佳。如果情恋不畅，精神抑郁，则使气机逆乱，阴阳失调，诱发或加重疾病症状。需克服和消除恼怒、忧郁、疑虑、悲伤、恐惧等不良情绪，树立和疾病治疗的信心，促进疾病的康复。

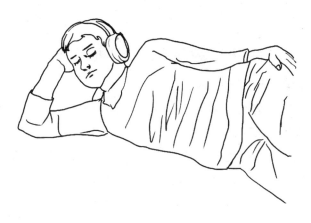

十八　药物性肝病

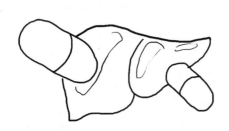

药物性肝病是指使用的药物本身或其代谢产物引发的肝脏损害，表现为肝细胞坏死、炎症反应、胆汁淤积、脂肪沉积或纤维化等。药物性肝病占全部药物反应病例的 10% ~ 15%，仅次于药物黏膜损害及药物热。

认识疾病

★ 药物性肝病的病因及发病机制

◆ 药物性肝病的病因

引起肝损害的药物可分为两类：一类是可预测的肝损伤，其损伤程度与药物剂量相关，由药物本身引起肝损伤（直接损害），如甲氨蝶呤等；或药物干扰肝细胞正常代谢的某个环节（间接损害），如四环素、利福平、甲睾酮等；另一类是不可预测的肝损害，系因为患者特异体质或对某种药物过敏导致，其肝损害程度与用药量无关，如氯丙嗪、磺胺、甲基多巴、对氨基水杨酸等。

比较常见的损肝药物：①抗生素，包括抗真菌药；②内分泌激素，包括抗甲状腺药物、甲睾酮和蛋白同化激素、口服避孕药等；③解热镇痛药及抗风湿药，包括对乙酰氨基酚、保泰松、吲哚美辛、水杨酸、别嘌醇等；④抗结核药，包括异烟肼、利福平；⑤神经镇静药，包括氯丙嗪、三氟拉嗪、地西泮等；⑥抗肿瘤药，包括6-巯基嘌呤、硫唑嘌呤、甲氨蝶呤、氟尿嘧啶等；⑦麻醉药，包括氟烷、甲氧氟烷、三氟乙基乙烯醚；⑧其他：中草药，心血管药、降血糖类药等。

◆ 药物性肝病的发病机制

（1）某些药物损害肝细胞的亚微结构包括内质网、线粒体和溶酶体等细胞器。因为粗面内质网及线粒体的损伤，导致脂肪代谢障碍，造成肝脂肪性变及因为肝细胞膜、线粒体及溶酶体的损伤导致肝细胞坏死。

（2）药物的毒性代谢产物和肝细胞的大分子结合造成肝细胞坏死：如异烟肼在体内经过乙酰化后，分解成异烟酸与乙酰肼，后者与肝细胞内大分子共价结合造成肝细胞坏死。苯巴比妥、利福平等药酶诱导剂使乙酰肼生成增多，从而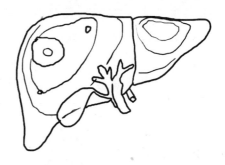增加异烟肼对肝脏的毒性。应用药酶抑制药（如对氨基水杨酸）时，则药物性肝病的发生率降低。

（3）在分子水平上干扰肝脏代谢，如甲睾类同化激素、雌性激素等可造成肝内淤胆。

（4）药物作为半抗原，引起过敏反应。药物或其代谢物在体内与肝特异蛋白质结合成为抗原，使人体产生抗体，造成过敏反应，导致肝细胞损害；如有大量免疫复合物在肝组织内沉着，可引发重症肝炎。如红霉素诱发的过敏反应，可发生"淤胆型"肝炎。

★ 药物性肝病的临床表现

药物引起肝损害通常发生在用药后1~4周，但也可见于服药数月后才发生肝病的表现，少数的潜伏期可能更长。

◆ 急性肝炎样表现

可有乏力、食欲减退等症状，黄疸可有可无。化验丙氨酸氨基转移酶明显升高，大于正常上限值2倍以上。停止用药后病情可立即改善。少数病情严重特别是未能确定病因而继续用药者可引起肝衰竭。

◆ 胆汁淤积样表现

可分为单纯性胆汁淤积与胆汁淤积性肝炎。单纯胆汁淤积的主要表现是黄疸及瘙痒，实验室检查可见结合胆红素、碱性磷酸酶升高，丙氨酸氨基转移酶正常或轻度升高。胆汁淤积性肝炎的典型临床表现与急性胆道梗阻相似，表现为上腹痛、发热、寒战。中止用药后症状立即消失，病可在几周内完全恢复，少数患者也可慢性化。

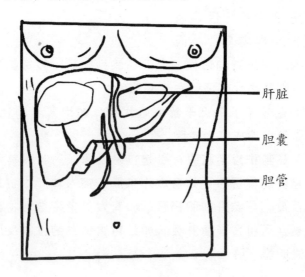

肝脏

胆囊

胆管

◆脂肪肝样表现

常由糖皮质激素、甲氨蝶呤等药物所致。其肝病理改变与酒精、糖尿病、肥胖等因素引起的脂肪肝相似，临床表现与慢性肝炎相似，少数继续用药者可进展为肝硬化，但病情演变过程缓慢。

◆其他

某些患者的表现类似于对药物过敏反应，如发热、皮疹、嗜酸性粒细胞增多症等。

★药物性肝病的诊断及鉴别诊断

◆药物性肝病的诊断

药物性肝病的诊断可依据服药史、临床表现、血象、肝功能试验、肝活检以及停药后的效应进行综合诊断，药物性肝病的诊断标准归纳如下：

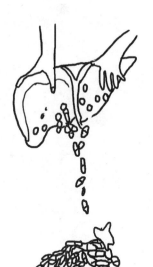

（1）用药后1~4周发生肝损害表现，但也可于服药数月后才出现，少数的潜伏期可更长。

（2）初发症状可有发热，皮疹，瘙痒等。

（3）末梢血嗜酸细胞＞0.6。

（4）具有肝内胆汁淤积或肝实质细胞损害的病理及临床表现。

（5）巨噬细胞或淋巴母细胞转化试验阳性。

（6）各种病毒性肝炎的血清学标志物都是阴性。

（7）偶然再次给予相同药物后又发生肝损害。

具备上述第1条，再加2~7条中的任何两条，即可考虑为药物性肝病。

◆药物性肝病的鉴别诊断

▲急性病毒性肝炎

病毒性肝炎的病毒的血清标志物是阳性，然而对于肝炎病毒携带者发生药物性肝病的鉴别诊断则具有一定的困难。

病毒性肝炎引起的 ALT 与 AST 异常不会在短期内快速下降。

 易引发肝损伤的药物

引起药物性肝损害的药物种类非常广泛，中西药物中都有不少药物有肝毒性，西药最为常见的包括：

（1）抗生素类：包括抗结核药物利福平、异烟肼等；大环内酯类药包括红霉素、螺旋霉素等；四环素类和磺胺类药物等。抗真菌药有两性霉素 B、酮康唑等。

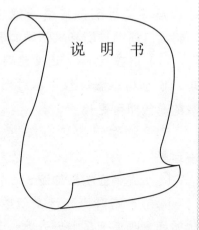

说 明 书

（2）解热镇痛药物：有对乙酰氨基酚、阿司匹林、保泰松等。

（3）抗精神病药物：有氯丙嗪、奋乃静等。

（4）抗抑郁药物：有阿米替林等。

（5）抗癫痫药物：有丙戊酸钠等。

（6）镇静药：有苯巴比妥等。

（7）抗甲状腺功能亢进药物：有甲硫咪唑、卡比马唑（甲亢平）、丙硫氧嘧啶等。

（8）抗肿瘤药物：有丝裂霉素、更生霉素、环磷酰胺、巯嘌呤等。

（9）降糖药物：有格列本脲（优降糖）、阿卡波糖（拜糖平）等。

（10）心血管用药：有维拉帕米（异搏定）、胺碘酮、氨力农、卡托普利（开搏通）、普鲁卡因胺、肼屈嗪（肼苯哒嗪）等。

中药有青黛、川楝子、山豆根、山慈菇等。

在临床上还有许多药物能造成肝损害，患者应仔细阅读药品说明书，并在医生指导下服用药物，注意定期检查肝功能指标的变化。

预防治疗

★ 药物性肝病的预防

（1）对肝病、肾病患者，新生儿以及营养障碍者，药物的使用和剂量应慎重考虑。

（2）对既往有药物过敏史或过敏体质的患者，用药时应特别注意。

（3）一旦出现肝功能异常或黄疸，立刻终止药物治疗。

（4）对有药物性肝损害病史的患者，应避免再度使用相同或化学结构相类似的药物。

★ 药物性肝病的治疗

◆ 立即停药

一旦确诊或怀疑和药有关，应立即停用一切可疑的损肝药物，多数病例在停药后能立即恢复。

◆ 支持治疗

▲注意休息、对重症患者需绝对卧床，这有助于肝细胞修复和再生。

▲补充足量热量，足量的蛋白质、维生素以利肝细胞修复及再生。

▲补充肝用氨基酸输液（支链氨基酸）：药物性肝病可伴发氨基酸代谢障碍，表现为血浆芳香族氨基酸浓度升高，支链氨基酸浓度减少或正常。所以补充肝用氨基酸输液（支链氨基酸）是必要的。

▲补充多种维生素例如维生素 C、维生素 E、维生素 B 等

▲解毒治疗

（1）水飞蓟宾：又称益肝灵。其对部分肝毒性物质，如药物、酒精及毒素等导致的肝损害有保护作用。口服每次70mg，3 次／日。

（2）谷胱甘肽：为谷氨酸、胱氨酸及甘氨酸三者构成的三肽化合物，可与有机物自由基结合，因此可保护肝细胞膜，消除脂质过氧化，改善中毒性肝损害，避免脂肪肝形成。口服每次 50～100mg，3 次／日。可肌内注射或静脉注射，每次 50～100mg，1～2 次／日。

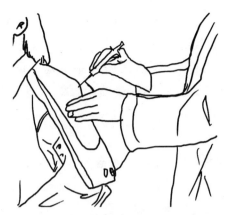

谷胱甘肽（还原型谷胱甘肽）对细胞具有多种生化作用。临床表明 TAD 是一种细胞内的重要调节代谢物质，当外源性（病毒、药物）与内源性毒物在体内产生有毒代谢产物时，其还原型谷胱甘肽（TAD）可以通过其结合毒性基团作用以保护肝细胞的完整性。常用剂量是 TAD 600 毫克，肌注，1 次 / 日；或 TAD 600 毫克加二磷酸果糖（FDP）5.0 克溶于葡萄糖液中静脉滴注，1 次 / 日。

▲降酶治疗

（1）联苯双酯：口服，每次 25mg，3 次 / 日。

（2）齐墩果酸：口服，每次 30mg，3 次 / 日。

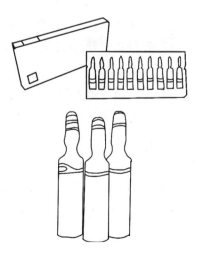

▲利胆治疗

（1）门冬氨酸钾镁：注射液每毫升含钾 10.6 ~ 12.2 毫克，镁 3.9 ~ 4.5 毫克。剂量成人 20 毫升 / 日，溶于 5% 或 10% 葡萄糖液 250 ~ 500 毫升中缓慢静滴，1次／日。重度黄疸和低血钾者可适当增加剂量。

（2）糖皮质激素：泼尼松（强的松）剂量是20~45毫克/日，分次口服。用药5~7天后，如效果显著，即血清胆红素比用药前下降约50%，则将剂量减半，然后逐渐减量，直至停药。疗程半个月左右。

▲其他治疗

包括三磷腺苷（ATP）20毫克、辅酶A 50单位、细胞色素C 30毫克溶于5%葡萄糖液，静脉滴注，1次／日，必要时可酌情添加氯化钾、胰岛素。

 蜘蛛痣

　　蜘蛛痣形态似蜘蛛，痣体旁有放射状排列的毛细血管扩张。蜘蛛痣是肝功能衰竭的警示灯，因为蜘蛛痣常见于急、慢性肝炎或肝硬化。蜘蛛痣大小不一，大者直径可达1.5厘米，中央的痣体隆起皮面，玻片压诊可见搏动，肉眼可见痣体周围的毛细血管扩张，呈放射状排列，好发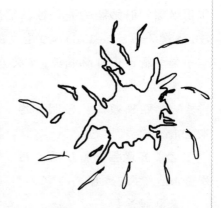于躯干以上部位，尤以面、颈和手部多见，亦可发生于外伤部位，常呈一侧性，单发，也可多发，多发者不论年龄大小应疑有肝病存在，于唇，鼻黏膜可发生类似损害，但缺乏明显的典型形态。

日常保养

★药物性肝病患者日常生活注意事项

◆少饮酒

初春时节，寒气较盛，少量饮酒有利于通经、活血、化瘀和肝脏阳气的升发。但不得贪杯过量，因为肝脏代谢酒精的能力是有限的，多饮必伤肝。

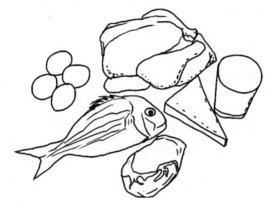

◆饮食平衡

食物中的蛋白质、碳水化合物、脂肪、维生素、矿物质等应保持相应的比例；同时保持五味不偏；尽可能少吃辛辣食品，多吃新鲜蔬菜、水果；不暴饮暴食或饥饱不均。

◆心情舒畅

由于肝喜疏恶郁，因此生气发怒易导致肝脏气血瘀滞不畅而成疾。首先要学会制怒，尽量做到心平气和、乐观开朗，使肝火熄灭，令肝气正常生发、顺调。

◆适量运动

在春季开展适宜时令的户外活动，如散步、踏青、打

球、打太极拳等，既可以使人体气血通畅，促进吐故纳新，
强身健体，又能够怡情养肝，达到护肝保健的目的。

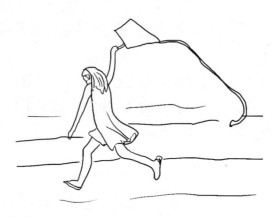

◆服饰宽松

宽松衣带，披散头发，使形体得以舒展，气血不会瘀
积。肝气血顺畅，身体必然强健。

十九　肝硬化

肝硬化是由一种或多种原因长期或反复作用在肝脏引起的肝脏慢性、进行性、弥漫性损害，肝细胞广泛变性坏死，残存肝细胞形成再生结节，结缔组织增生和纤维化，造成正常肝脏结构破坏、假小叶形成，在这个基础上出现以肝功能损害和门静脉高压为主的临床表现。

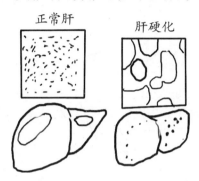

正常肝　肝硬化

认识疾病

★肝硬化的病因及发病机制

◆肝硬化的病因

▲病毒性肝炎

主要为乙型病毒性肝炎，其次为丙型肝炎，甲型肝炎通常不会发展为肝硬化。其发病机制与肝炎病毒引起的免疫异常相关，其演变方式主要是经过慢性肝炎，特别是慢性活动性肝炎阶段。

▲血吸虫病

血吸虫卵主要沉积在肝脏的汇管区，虫卵及其毒性产物的刺激引起大量结缔组织增生，造成肝纤维化和门静脉高压症。

过去所谓的血吸虫病性肝硬化，应称为血吸虫病性肝纤维化。

▲酒精中毒

长期酗酒，酒精中间代谢产物（乙醛）对肝脏直接损害，并降低肝脏对某些毒性物质的抵抗力，是造成酒精性肝硬化的主要发病机制，由酗酒所致的长期营养失调也具有一定作用。

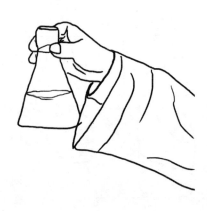

▲工业毒物或药物

长期反复接触某些化学毒物（如四氯化碳、磷、砷等），或长期服用某些药物（如双醋酚汀、辛可芬、甲基多巴、四环素等），可引发中毒性肝炎或慢性活动性肝炎，最终演变为化学性（药物性）肝硬化。

▲胆汁淤积

肝外胆管阻塞或肝内胆汁淤积持续存在时，高浓度的胆汁酸与胆红素的毒性作用，可使肝细胞发生变性、坏死，长久下去则发展为胆汁性肝硬化。

▲循环障碍

慢性充血性心力衰竭、缩窄性心包炎、肝静脉阻塞等，可造成肝脏长期淤血缺氧、肝细胞坏死和结缔组织增生，最终发展为淤血性（心源性）肝硬化。

▲肠道感染或炎症

慢性特异性或非特异性肠炎经常引起消化、吸收和营养障碍，以及病原体在肠内生成的毒素经门静脉到达肝脏，可引发肝细胞变性、坏死，发展为肝硬化。

▲代谢紊乱

由于遗传或先天缺陷，导致某些物质因代谢障碍而沉积于肝脏，引起肝细胞变性、坏死、结缔组织增生，逐渐发展为肝硬化。例如，肝豆状核变性时铜代谢障碍沉积在肝脏，血色病时铁沉积于肝内等。

▲营养失调

实验表明，食物中长期缺乏蛋白质、B族维生素、维生素E和抗脂肪因子（如胆碱）等能引起肝细胞坏死、脂肪肝，直至形成营养不良性肝硬化，但有人否定营养失调和人类肝硬化的直接关系。目前，多数人认为长期营养失调可减低肝脏对其他致病因素的抵抗力，成为产生肝硬化的间接病因。

▲原因不明

发病原因一时很难确定，称为隐源性肝硬化，其中部分病例和隐匿性无黄疸型肝炎有关。

◆肝硬化的发病机制

肝硬化的主要发病机制为进行性纤维化。正常肝组织间质的胶原（Ⅰ和Ⅲ型）主要分布于门管区和中央静脉周围。肝硬化时Ⅰ型与Ⅲ型胶原蛋白明显增多并沉着于小叶各处。随着窦状隙内胶原蛋白的不断沉积，内皮细胞窗孔显著减少，使肝窦逐渐演变为毛细血管，导致血液和肝细胞间物质交换障碍。肝硬化的大量胶原源自位于窦状隙（Disse 腔）的贮脂细胞（Ito 细胞），该细胞增生活跃，可转化为纤维母细胞样细胞。初期增生的纤维组织虽形成小的条索但尚未相互连接形成间隔而改建肝小叶结构时，称为肝纤维化。若继续进展，小叶中央区和门管区等处的纤维间隔将互相连接，使肝小叶结构与血液循环改建而形成肝硬化。

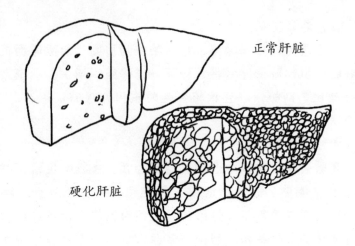

正常肝脏

硬化肝脏

★ 肝硬化的临床表现

肝硬化临床表现可分为肝功能代偿期和失代偿期。肝功能失代偿期症状明显，主要为肝功能减退和门脉高压导致的两大类临床表现，并可有全身多系统症状。

◆ 全身症状

营养状况较差，消瘦乏力，精神不振，重症者衰弱而卧床不起。

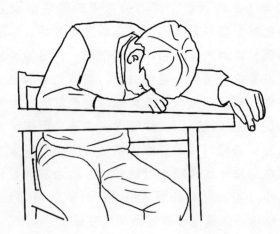

◆消化道症状

食欲明显下降，进食后即感上腹不适和饱胀，易腹泻。晚期可出现中毒性鼓肠。

◆出血倾向及贫血

经常出现鼻出血、牙龈出血、皮肤瘀斑和胃肠黏膜糜烂出血等。

◆内分泌失调

内分泌紊乱包括雌性激素、醛固酮及抗利尿激素增多。男性常有性欲减退、睾丸萎缩、毛发脱落以及乳房发育等；女性患者有月经不调、闭经、不孕等。另外有些患者可在面部、颈、上胸、背部、两肩及上肢等区域出现蜘蛛痣或毛细血管扩张；手掌大、小鱼际肌和指端部发红称肝掌。如果有肾上腺皮质功能受损，可出现皮肤色素沉着。

◆门脉高压症的临床表现

有构成门脉高压症的三个临床表现——脾大、侧支循环的建立与开放、腹水。

▲脾大

脾大常伴发白细胞、血小板和（或）红细胞减少，称为脾功能亢进。

▲侧支循环的建立与开放

临床上较重者存在食管下段和胃底静脉曲张，腹壁和脐周静脉曲张，痔核形成。

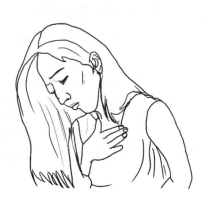

▲腹水

腹水是肝硬化失代偿期最显著的表现，腹水出现以前通常有肠胀气，大量腹水时腹部膨隆、腹壁绷紧发亮，导致患者行动不便，腹压升高可压迫腹内脏器，可引起脐疝，也可使膈肌抬高而致呼吸困难和心悸，部分患者可出现胸腔积液，以右侧比较常见。

★肝硬化的诊断及鉴别诊断

◆肝硬化的诊断

失代偿期肝硬化诊断不难，肝硬化的早期诊断比较困难。

▲代偿期

慢性肝炎病史及其症状可供参考，如有典型蜘蛛痣、肝掌应高度怀疑本病，肝质地较硬或不平滑及（或）脾大＞2厘米，质硬，而没有其他原因解释，是诊断早期肝硬化的依据，肝功能可以正常，蛋白电泳或可异常，单胺氧化酶、血清 P－Ⅲ－P 升高有助于诊断，必要时行肝穿病理检查或腹腔镜检查以帮助确诊。

▲失代偿期

症状、体征、实验室检查皆有较明显的表现，如腹水、食管静脉曲张、明显脾大、有脾功能亢进以及各项肝功能检查异常等，容易诊断，但有时需与其他疾病鉴别。

◆肝硬化的鉴别诊断

▲腹水需与下列疾病鉴别

●结核性腹膜炎

肝硬化腹水初起，且进展较快时，可有腹部胀痛，触诊有压痛，需和结核性腹膜炎进行鉴别，后者有结核中毒症状，腹部可有柔韧感、压痛和反跳痛，症状及体征持续不退，腹水性质是渗出液，极少数可为血性腹水。

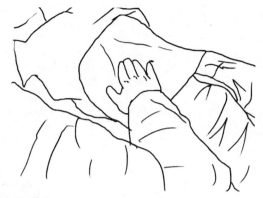

●癌性腹膜炎

腹腔脏器的癌瘤可转移到腹膜而产生腹水，年龄在 40 岁以上，起病快发展迅速，腹水可呈血性，腹水中可见癌细胞。

●卵巢癌

卵巢癌尤其是假黏液性囊性癌，常以慢性腹水为临床表现，病情进展缓慢，腹水为漏出液，有时造成诊断困难，妇科和腹腔镜检查有助于诊断。

●缩窄性心包炎

缩窄性心包炎可有大量腹水，易误诊为肝硬化，但静脉压升高、颈静脉怒张、肝大显著、有奇脉、心音强、脉压小等表现可帮助鉴别。

●巨大肾盂积水及卵巢囊肿

巨大肾盂积水及卵巢囊肿较少见，无移动性浊音，无肝病表现，前者肾盂造影，后者妇科检查有助于诊断。

▲上消化道出血需与下列疾病鉴别

●消化性溃疡出血

常有溃疡病史，脾不大，无脾功能亢进表现，但和肝硬化同时存在，则鉴别困难，急诊内镜有助诊断，肝硬化患者因为食管静脉曲张破裂出血者占53%，其余为溃疡病或胃黏膜病变。

● 出血性胃炎

出血性胃炎可有诱因，如酗酒，药物等导致，可有胃痛，与肝硬化合并存在胃黏膜病变时，鉴别困难，可靠的诊断法是急诊内镜检查。

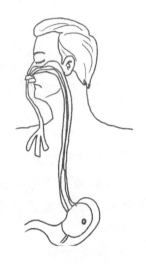

● 胆道出血

胆道出血较少见，经常有上腹剧痛、发热、黄疸、胆囊肿大压痛等，呕血常在腹部剧痛后出现，胃镜检查，或止血后做逆行胰胆管造影或经过皮经肝胆管造影，可发现胆道系统病变。

▲脾大需与其他原因所致的疾病鉴别

如疟疾，白血病，霍奇金病，血吸虫和黑热病等。疟疾有反复发作史，血中可见疟原虫。慢性粒细胞性白血病末梢血白细胞可达 $10 \times 10^9/L$ 以上，分类中存在幼稚粒细胞，骨髓检查可确诊。霍奇金病常伴淋巴结肿大，依据淋巴结活检可确诊。黑热病在我国已少见，偶有个别病例，不规则发热，鼻出血，牙龈出血，贫血及末梢血白细胞明显减少（ $3.0 \times 10^9/L$ 以下），骨髓检查或脾穿刺可找到利杜体。血吸虫病具有反复疫水接触史，血吸虫环卵试验、血吸虫补体结合试验和皮肤试验等检查为阳性，直肠黏膜活检可见血吸虫卵，可做粪便孵化试验。

"大、小三阳"与肝硬化

通常来说，"小三阳"患肝硬化的概率极小。"小三阳"患者的肝细胞里，还有少数病毒存在，病毒复制可能会被激活。在不知不觉中出现了轻微的肝炎。日积月累，可能变成重度肝纤维化，发展成肝硬化。这种情况特别在老年人时有发生，应该定时复查乙型肝炎病情。有些"小三阳"的患者还可能因为饮酒、使用糖皮质激素激活病毒复制。

而"大三阳"发展成肝硬化的概率相对较高。

93.8%的肝癌跟乙肝病毒感染相关。有数据称，"小三阳"者为11.3%，"大三阳"者为57.5%。

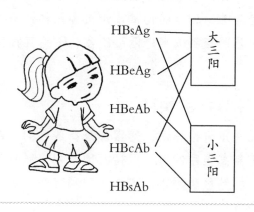

预防治疗

★静脉曲张出血的预防

静脉曲张出血是肝硬化的严重并发症，虽然出血相关的病死率在逐年降低，但仍是死亡的主要原因。为了预防首次出血，对中等大小或巨大的曲张静脉，强烈推荐行套扎或给予 β 受体阻滞剂治疗。套扎对出血的预防效果较好，但两者的病死率接近。非选择性 β 受体阻滞剂如普萘洛尔是一线选择，有效、安全、没有严重的并发症，对曲张静脉直径较小的患者，特别进展期肝病者，同样可以从 β 受体阻滞剂获益。而套扎相对昂贵，无法预防门脉高压性胃病引起的出血，而且会导致异位的静脉曲张。若不能用普萘洛尔或者用普萘洛尔出现耐药，则对曲张静脉进行套扎治疗是首选。

★ 自发性腹膜炎的预防

有报道称预防性应用诺氟沙星可降低自发性腹膜炎的发生率，特别是并发上消化道出血。既往曾多次发生自发性腹膜炎的患者，喹诺酮类药物常作为抗菌药物预防性应用的首选药物。另外，控制腹水、低盐饮食、不给其提供滋生场所也非常重要。

★ 肝性脑病的预防

肝硬化并发肝性脑病，通常都是有诱因的。首先是要去除诱因：控制高蛋白饮食，保持大便通畅，及时发现控制消化道出血，控制各种感染，不要滥用镇静药、催眠药，要确保足够热量等。

★ 肝硬化的治疗

◆ 补充各种维生素

维生素 C、维生素 E 及 B 族维生素有改善肝细胞代谢，预防脂肪性变和保护肝细胞的作用，亦可服用酵母片。酌情添加维生素 K、维生素 B_{12} 和叶酸。

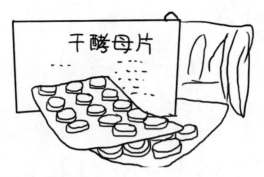

◆保护肝细胞的药物

如肝泰乐、维丙肝、肝宁、益肝灵（水飞蓟素片）、肌苷等。10%葡萄糖液内添加维生素C、维生素B_6、氯化钾、可溶性胰岛素。

★肝硬化腹水的治疗

◆限制水钠的摄入

每日进水量500～1000毫升。钠应限制在每日10～20毫摩尔（相当氯化钠0.6～1.2克）。

◆增加水钠的排出

主要是联合、间歇、交替用利尿药。当利尿药治疗效果不佳时，可改用中药或口服甘露醇，通过胃肠道排出水分。

◆提高血浆胶体渗透压

每周定期、小量、多次静脉输注新鲜血液、血浆或蛋白。

◆腹腔穿刺放液及腹水浓缩回输

每次放液量以3000毫升左右为宜。腹水浓缩回输是治疗难治性腹水的理想方法。

◆外科处理

腹腔－颈静脉引流（Leveen引流术）是外科治疗血吸虫病性肝纤维化的有效方法之一，经过引流以增加有效血容量、改善肾血流量、补充蛋白质等。

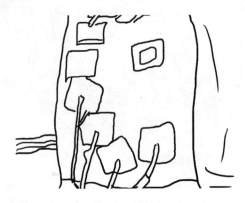

 肝炎—肝硬化—肝癌

　　乙型肝炎病情的发展存在"肝炎—肝硬化—肝癌三部曲"之说。我国慢性乙型肝炎病毒携带者及慢性乙肝病人累积人数超过1亿4千万，慢性乙型肝炎长期呈活动状态的患者容易进展成为肝硬化。不过只有相当少的一部分人会演变成为肝硬化。慢性乙型肝炎演变成为肝硬化需要多年的过程，从感染到硬化形成估计在30～40年或以上。因为个体差异而不相同，一个乙型肝炎患者最终是否发展成为肝硬化，取决于患者的遗传基因、免疫状态及乙型肝炎病毒复制、变异状况，以及治疗是否及时、得当等多种因素。

　　绝大多数的乙型肝炎患者能够长期稳定在"第一部曲"阶段，只有少数人进展成"第二部曲"，极少数患者达到"第三步曲"。我国乙肝的分布发展"三部曲"可借助"金字塔"的结构来分析："金字塔"的第一层是慢性活动性肝炎阶段，这一层包括1000万人左右；"金字塔"

的第二层为肝硬化阶段，由乙型肝炎发展而来的肝硬化称为肝炎肝硬化（旧称肝炎后肝硬化），为数约为 500 万，其中约有 50% 为静止性（代偿期）肝硬化，另 50% 是活动性（失代偿期）肝硬化；"金字塔"的第三层（最高一层或称塔尖）是肝癌阶段，有 30 万 ~ 50 万人。乙型肝炎发展越高，病情越重。顶端的患者毕竟是极少数，使患者病情稳定的"绝招"是正确合理的用药、积极主动的防治、保持良好的心态、劳逸结合。绝大多数的患者稳定在最底层，病变活动轻微。

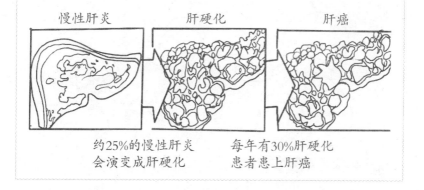

| 慢性肝炎 | 肝硬化 | 肝癌 |

约25%的慢性肝炎　　　　每年有30%肝硬化
会演变成肝硬化　　　　患者患上肝癌

日常保养

★肝硬化患者日常生活注意事项

◆戒酒。

◆忌劳累，多休息。

◆不能干吞药片。

◆不能在卧位服药，最好取站位，约 15 分钟后再躺下，有困难者可斜卧床上吃药。

◆尽可能服用液体药物，或者将药片研碎后服用。

◆不吃或少吃对食管、胃黏膜有刺激的药物，如吲哚美辛、阿司匹林等。

◆保证均衡的营养

均衡的营养包括足量的水果、蔬菜、谷物、牛奶及蛋白质，可以促进受损部分肝细胞再生。需控制蛋白的摄入量。

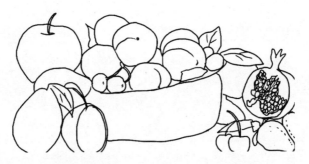

◆少吃辛辣刺激食品

如姜、葱、辣椒、北菜、羊肉、鸡肉、八角、茴香、丁香、胡椒等应尽量少食，因为这些可致临床症状增重。油腻煎炸之物应避免，因为不利疾病恢复。

◆避免食用贝类

肝硬化患者应避免食用未熟的贝类，因为这类贝类有时是在污染的海湾里生长的，所以可能携带导致肝炎或其他疾病的有机物。

◆避免食用生硬、带刺的食物

肝硬化门静脉高压而引起不同程度的静脉曲张，如果饮食不注意，很容易造成静脉破裂，出现消化道出血，诱发肝性脑病，严重者常引发死亡。

◆防止体内毒素囤积

乙醇、农药、防腐剂，以及其他毒素会损害肝。应尽量避免接触这些有毒物质。

◆预防肝炎

小心避免接触各型肝炎患者，并在使用静脉注射药物时格外注意避免污染针头。

◆定时查体

包括血肿瘤标志物、腹部超声、CT 等，排查是否有癌变。可辅以中医辨证施治。

二十　胆石症

胆管（胆管、胆囊）内有结石存在，统称胆结石，由此引发的一系列症状则称胆石症。结石根据存在部位分为胆囊结石、肝外胆管结石（胆总管、总肝管）以及肝内胆管结石。

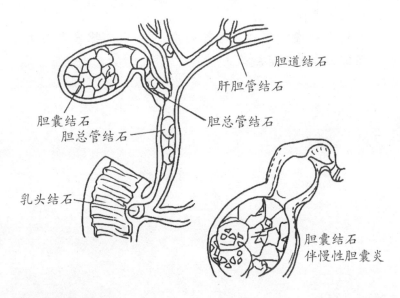

胆道结石
肝胆管结石
胆囊结石
胆总管结石
胆总管结石
乳头结石
胆囊结石伴慢性胆囊炎

认识疾病

★胆石症的病因及发病机制

◆胆石症的病因

▲代谢障碍

主要为胆红素和胆固醇代谢障碍。胆盐、磷脂、胆固醇等比例失调时，胆固醇含量升高或胆盐减少，胆固醇即在胆汁中析出结晶而形成胆固醇结石。当胆汁中游离胆红素升高时与钙结合即形成胆红素钙结石。

▲慢性胆管感染

胆管感染改变了胆汁pH，使胆固醇易于沉淀。加上感染后炎性细胞、脱落上皮细胞增多，可成为结石核心。如果蛔虫进入胆管后，除带入细菌外，其虫体虫卵以及脱落的胆管上皮细胞等也可为结石核心。

▲胆管解剖及功能异常

如胆管狭窄、胆总管开口狭窄导致胆汁淤滞易形成结石；后天性，迷走神经切断术或毕氏Ⅱ式胃大部分切除术后，逆行性胆管感染机会增多；糖尿病患者胆汁中胆固醇饱和度增加，胆囊收缩功能差和并发胆囊炎概率增多，有利于胆固醇结晶析出；肝硬化、溶血性贫血、心换瓣术后也可并发胆管结石。

◆胆石症的发病机制

胆石形成的基本因素包括：胆汁理化状态的改变、胆汁淤滞以及感染等三种。常为两种以上因素联合致病。胆汁理化性状的改变使其中胆色素或胆固醇析出，成为结石；胆汁淤滞可使胆汁中水分被过多吸收，胆汁过度浓缩，使胆色素浓度升高，胆固醇过饱和等，都可促进胆石形成；细菌感染可导致胆道发生炎性水肿、细胞浸润和慢性期的纤维增生，造成胆道壁增厚、狭窄甚至闭塞，从而引起胆汁淤滞。炎症时渗出的细胞或脱落上皮、细菌群、蛔虫残体和虫卵等也可作为结石的核心，促进胆石形成。

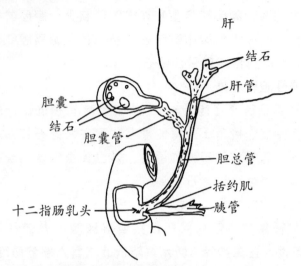

肝

结石

肝管

胆囊

结石

胆囊管

胆总管

括约肌

胰管

十二指肠乳头

▲胆固醇性结石的形成机制

胆汁中如胆固醇含量过多呈过饱和状态，则易于析出形成胆固醇结石（如长期进食高脂肪饮食）。正常时胆汁中一定浓度的胆盐与卵磷脂可以和胆固醇、蛋白质组成混合体胶粒，混悬于胆汁中而不析出。在某些肠疾病时因为丧失了胆盐则促进胆固醇的析出，形成结石。

▲胆红素性结石形成机制

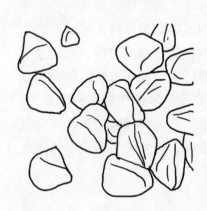

胆汁中的游离胆红素浓度升高可与胆汁中的钙结合，形成不溶性的胆红素钙而析出。正常胆汁中的胆红素与葡萄糖醛酸结合成酯类而不游离。大肠埃希杆菌等肠道细菌中的葡萄糖醛酸酶则有分解上述酯类使胆红素游离出来的功能。所以有肠道细菌感染、肠道蛔虫症及胆道炎症时容易形成胆红素结石。另外，胆色素含量增加（如红细胞破坏过多）、胆汁内钙量增加以及胆汁的酸度增加等，均可促进此类结石的形成。

 胆结石

　　胆结石称作结石，其实并不是真正的"石头"，它只是比我们身体中除骨以外的组织都要硬，外表看起来像沙石或颗粒状的碎石一类的东西。依据结石化学成分不同，一般分为胆固醇结石、胆色素结石或二者的混合物（混合型结石）。胆固醇结石常见于胆囊，多为单个；胆色素结石包括黑色结石与棕色结石两种，黑色结石主要在患有肝硬化或慢性溶血性疾病患者的胆囊内形成，而棕色结石则既可在胆囊，又可在胆道内形成；混合性胆石由两种以上主要成分构成，多发生在胆囊或较大胆管内，大小、数目不等，常为多个。

★胆石症的临床表现

◆胆囊结石的临床表现

▲胆绞痛或上腹痛

　　胆绞痛是一种内脏性疼痛，多数是因为胆囊管被结石暂时性梗阻所致。若胆囊有急性炎症并存时，则胆囊壁可有不同程度的充血、水肿或增厚等病理现象。在典型病例，患者常有反复发作的上腹部疼痛，常位于右上腹或上腹部，重者表现为绞痛，疼痛可因为进食而加重；部分病例疼痛可在夜间发作。绞痛发作多发生于缺乏体力活动或缺乏运动者（如长期卧床者）。胆绞痛的典型发作多表现为在 15 分钟或 1 小时内缓慢加重，然后又逐渐减弱；约有 1/3 的患者疼痛可突

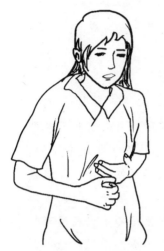

然发作，少数患者其疼痛可突然停止。如疼痛持续 5～6 小时以上者，常提示有急性胆囊炎并存。约半数以上的患者疼痛常放射到右肩胛区、后背中央或右肩头。胆绞痛发作时患者经常坐卧不安。疼痛发作的间歇期可为数天、数周、数月甚至数年，在发作的时间上不能预测是胆绞痛的一个特点。

▲恶心、呕吐

多数患者在胆绞痛发作的同时伴有恶心和呕吐，重者伴出冷汗。呕吐后胆绞痛往往有一定程度的减轻。呕吐的持续时间通常不会很长。

▲消化不良

消化不良表现为对脂肪及其他食物的不能耐受，常表现为

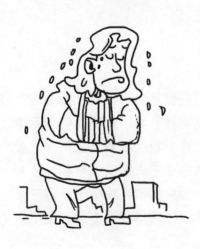

过度嗳气或腹部膨胀，餐后饱胀及早饱、烧心等症状。消化不良症状的发生可能和胆石的存在或并发胆囊炎等有关。

▲畏寒、发热

当并发急性胆囊炎时，患者可出现畏寒、发热等症状；当胆囊积水继发细菌感染形成胆囊积脓或坏疽、穿孔时，则寒战、发热更为明显。

▲黄疸

单纯胆囊结石并不引起黄疸，只有当伴发胆总管结石或炎症（胆管炎），或胆囊结石排入胆总管引发梗阻时可出现黄疸，部分患者伴有皮肤瘙痒。

▲右上腹压痛

部分单纯胆囊结石患者在体检时，右上腹可出现压痛。如并发急性胆囊炎时，则右上腹显著压痛，肌紧张，有时可触及肿大的胆囊，墨菲征阳性。

▲胆心综合征

因胆囊结石等胆道疾病，反射性引起心脏功能失调或心律的改变，而导致的一组临床症候群称为胆心综合征，而患者的冠状动脉或心脏并没有器质性病变。胆石症引起冠心病样症状的机制是因为胆石症、胆道梗阻，胆管内压增高时，可通过脊髓神经反射（胆囊和心脏的脊神经支配，在胸4～5脊神经处交叉），即经内脏－内脏神经反射途径，引发冠状血管收缩、血流量减少，重者可造成心肌缺氧而发生心绞痛、心律失常或心电图改变等。

◆肝外胆管结石的临床表现

肝外胆管结石是指发生在肝总管和胆总管内的结石，最多见的是胆总管结石，约有15%的胆囊结石患者可并存有胆总管结石，且随着年龄的增加，二者并存的比例增高。反之，约95%的胆总管结石患者并存有胆囊结石。胆总管结石者，其结石多位于胆总管的下端和十二指肠壶腹部。当胆石引起胆总管梗阻即可出现典型症状与体征。其临床表现主要与胆道阻塞、胆管内压力增高、胆汁排泄受阻以及胆汁并发细菌感染等因素有密切关系。典型症状有胆绞痛、寒战、高热及黄疸，称之为胆总管结石的三联征。

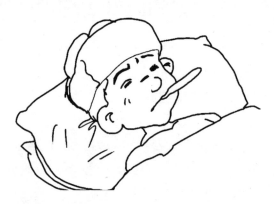

▲上腹疼痛或绞痛

约 90% 以上的胆总管结石患者存在上腹部或右上腹部疼痛或绞痛，可放射到右肩背部。发生绞痛的原因是结石嵌

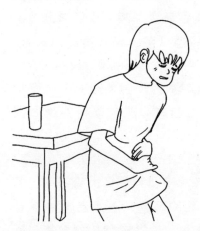

顿在胆总管下端壶腹部后，胆总管梗阻并刺激奥狄括约肌和胆管平滑肌引起。绞痛可在进食油腻食物后发生，或体位改变、身体受到颠簸后诱发。重者可伴有冷汗、面色苍白、恶心以及呕吐等症状。

▲寒战与高热

约 75% 的胆总管结石患者，在发作胆绞痛后，因为并发胆道细菌感染而引起寒战与高热，体温可达 40 摄氏度。寒战、高热的原因为感染向肝内逆行扩散，使得病菌及其毒素经肝血窦、肝静脉至体循环而导致全身性感染的结果。少数胆总管结石者，如急性胆管梗阻，同时伴严重胆管内感染而引起急性化脓性炎症时，则称为急性化脓性胆管炎或称为重症急性胆管炎，临床表现为低血压、中毒性休克及败血症等全身中毒症状。

▲黄疸

约70%的胆总管结石患者，在上腹绞痛、寒战、高热后的12～24小时就会出现黄疸。发生黄疸的机制是因结石嵌顿在乏特壶腹部不能松动，胆总管梗阻不能缓解导致，常伴有皮肤瘙痒，尿呈浓茶色，粪便色泽变淡或呈陶土色。多数患者黄疸可呈波动性，在1周左右可有所缓解，是因为胆管扩张以后，结石产生松动或结石经松弛的括约肌而排入十二指肠。黄疸呈间歇性出现或表现为时深时浅是胆总管结石的特征。

▲上腹部压痛

体检时在剑突下及右上腹有深压痛，炎症重者常伴腹肌紧张，肝区可有叩击痛。胆囊管通畅者，有时也可扪及肿大的胆囊。

◆肝内胆管结石的临床表现

原发于左右肝管分叉处以上部位的结石，称为肝内胆管结石。结石可广泛分布在肝内胆管系统，也可散在肝内胆管的某一分支内，也可发生在某一肝叶或肝段的胆管内。大量资料显示，结石发生于左侧肝内胆管者多见。

▲上腹部疼痛

肝内胆管结石的症状通常不典型。散在于肝内胆管的较小结石通常不引起症状，或只表现为右上腹和胸背部的持续性胀痛或钝痛。通常不发生绞痛。

▲黄疸

普通的肝内胆管结石不出现黄疸，只有当双侧或左、右叶的胆管都被结石阻塞时才出现黄疸，这时多数可伴有胆绞痛或较剧烈的疼痛。如并发胆道感染时，也可出现寒战和高热，重者亦可发展为急性化脓性胆管炎。

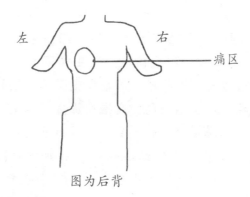

图为后背

▲上腹部压痛

体检时常可扪及肿大的肝脏并有压痛，少数可有肝区叩击痛。多数资料显示，肝内胆管结石常与胆总管结石并存，因此当患者有胆石症的典型症状（绞痛、寒战与高热、黄疸）时，往往是胆总管结石的症状。

★胆石症的诊断及鉴别诊断

◆胆石症的诊断

根据临床典型的绞痛病史，影像学检查可以确诊。首选B超检查，可见胆囊内有强回声团随体位改变而运动，其后有声影即可确诊为胆囊结石。只有10%～15%的胆囊结石含有钙，腹部X线能确诊侧位照片，可与右肾结石相鉴别。CT、MRI也可显示胆囊结石，但不作为常规检查。

◆胆石症的鉴别诊断

▲与胆绞痛相鉴别的疾病

●胆道蛔虫症

单纯的胆道蛔虫症多见于青少年，通常表现为突然发作的剑突下绞痛或呈钻顶样痛，少数患者采取膝胸卧位时疼痛

可有所缓解，疼痛常阵发性发作，缓解期和常人一样可毫无

症状。多数患者伴有呕吐，甚至有呕吐出胆汁者，也有呕吐出蛔虫者。疼痛发作期症状虽严重，但腹部常缺乏体征，这是胆道蛔虫症的特点。如进行 B 超检查，有时在胆管内可发现虫体影像。通常来说，根据疼痛特点和 B 超检查，本病的确诊率可达 90% 以上。

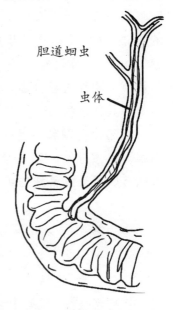

胆道蛔虫

虫体

● 急性胰腺炎

疼痛常在暴饮暴食后发生，疼痛多呈持续性上腹部剧痛，有时呈刀割样痛，常向左腰部放射，呈束带状牵引痛。患者血、尿淀粉酶

常显著升高，B 型超声波检查可见胰腺呈弥漫性或局限性肿大，CT 或 MRI 检查也可发现胰腺肿大等，对诊断都有重要价值。如患者出现休克、腹腔穿刺抽出血性腹水，其中淀粉酶含量明显升高时，则可诊断为急性出血坏死性胰腺炎。值得注意的是，有时胆总管结石可诱发急性胰腺炎（称胆源性胰腺炎），这时两者的症状可发生混淆，故应加以警惕。

● 消化性溃疡穿孔

上腹部剧痛并迅速弥漫至全腹，体检发现腹肌板样强直，全腹有压痛和反跳痛，肝浊音界缩小或消失。X 线透视或平片可见膈下游离气体。结合既往有溃疡病史等诊断不难确定。

● 心绞痛或急性心肌梗死

少数心绞痛或急性心肌梗死患者可存在上腹部剑突下剧

痛，且疼痛可向左上腹和右上腹放射，严重时往往有烦躁不安、出冷汗，有恐惧感或濒死感。心电图检查可发现深而宽的 Q 波、ST 段抬高以及 T 波倒置等改变。血清肌酸磷酸激酶（CPK）、谷草转氨酶（AST）、乳酸脱氢酶（LDH）和肌钙蛋白、肌红蛋白升高等对诊断极有帮助。

● 其他疾病

胆石症还需和急性肠梗阻、急性肠扭转、肠穿孔、急性阑尾炎并发穿孔、肠系膜血管栓塞或血栓形成、女性异位妊娠以及卵巢囊肿蒂扭转等疼痛性疾病相鉴别。

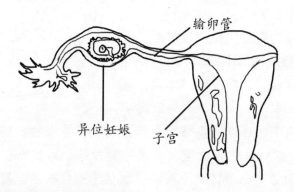

▲与黄疸相鉴别的疾病

● 急性病毒性肝炎

多有食欲减退、乏力和低热等前驱症状。黄疸出现快，逐渐加重，1～2 周达到高峰，多伴有肝大和压痛。B 超检查可排除梗阻性黄疸的声像图表现，只有肝脏稍增大，肝实质回声增强、密集等一般征象。血清酶学检查常有 ALT、AST 明显升高。多数患者可检查出肝炎的病毒标志物。

● 胰头癌

胰头癌以男性多见，起病年龄一般较大。黄疸常呈进行性加深，上腹部疼痛多与体位相关，平卧位时疼痛加重，而身体前倾时疼痛可消失或缓解。十二指肠低张造影可发现十二指肠曲扩大、移位以及胃肠受压等征象。B超、胰胆管造影（ERCP）及CT或MRI等检查都可发现胰头部的肿块影。

● 乏特壶腹癌

黄疸通常为首发症状，多呈进行性加深。胃肠钡餐低张造影、胃镜或十二指肠镜检查、B超、CT或MRI等检查都可发现壶腹部的肿块，对诊断具有帮助。内镜下结合活组织检查可做出病理诊断。

● 其他疾病

胆石症还需和胆总管癌、原发性肝癌转移至肝门部淋巴结（肿大的淋巴结可压迫胆总管而引发黄疸）等黄疸性疾病相鉴别。

 Mirizzi 综合征和合流结石

　　Mirizzi 综合征是胆石症的一个少见的并发症。它是胆石嵌顿在胆囊颈部或胆囊管压迫肝总管并引起肝总管狭窄的一组症状。嵌顿在三管合流部的胆石，称之为合流结石。诊断 Mirizzi 综合征的三个要点为：胆囊结石嵌顿在胆囊颈部；结石压迫和结石本身刺激引发嵌顿部位的炎症、纤维化导致肝总管的部分机械性梗阻；反复发作胆管炎或因为阻塞引起胆管炎性肝硬化。其临床症状主要为右上腹痛、黄疸、发热等胆管炎的表现。Mirizzi 综合征与合流结石在胆囊造影上均不显影（无论口服或静脉），B超和CT 诊断胆囊颈结石的阳性率偏低，所以常依赖 PTC 和ERCP 等直接胆道造影确诊。

Dietrich 等认为，只有存在胆囊管与肝总管平行的解剖异常时才能够发生 Mirizzi 综合征。多数学者认为并非如此。Mirizzi 综合征的手术治疗通常很困难，术后常留有胆管狭窄及瘘管形成等后遗症。

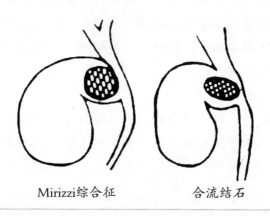

Mirizzi综合征　　　　　　合流结石

预防治疗

★胆石症的预防

◆胆囊结石的一级预防

（1）因为胆囊结石的形成与胆汁中胆固醇浓度过饱和有关，所以，控制饮食中胆固醇的过多摄入是确保胆汁维持一定稳定性的重要手段。在日常生活中，合理调整膳食结构，

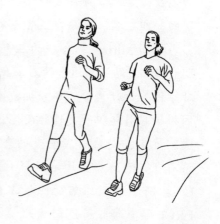

少吃含胆固醇较多的脂肪类食物，多食富含高蛋白的食物，

多食蔬菜及新鲜水果，特别是妊娠期妇女要引起足够的重视。另外，平时要进行适当的体育锻炼，以免脂肪在体内过度积存。

（2）每年应定期体检，如定期行肝胆B超检查，便于早期发现、早期治疗。

◆肝内胆管结石的一级预防

（1）积极治疗肝外胆管结石的同时，预防肝内胆管结石的发生。明确诊断后应及早手术探查胆总管，取净结石，通畅胆汁引流，同时早期使用敏感抗生素，积极有效地控制胆道感染。胆汁引流通畅及控制胆道感染是预防肝内胆管结石的重要环节。

（2）防治胆道蛔虫症。胆道蛔虫病是肝胆管结石的重要因素，对其的防治不容忽视。

★胆石症的治疗

◆内科治疗

▲胆绞痛发作时处理

禁食、静脉输液、补充维生素及电解质。解痉镇痛可用硝酸甘油酯0.6毫克，舌下含服，每3～4小时1次，或阿托品0.5毫克，肌内注射，每4小时1次，可同时并用异丙嗪25毫克，肌内注射；镇

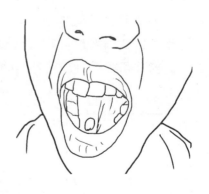

痛剂哌替啶50～100毫克肌内注射，与解痉剂合用可增加镇痛效果，一般禁用吗啡，因促使奥狄括约肌痉挛而增加胆管内压力。

▲溶石疗法

可用熊去氧胆酸（UDCA），只适用于胆固醇结石。UDCA 100毫克，每日3～4次，溶石率约20%～30%，且需坚持用药半年至一年。

◆介入治疗

内镜下十二指肠乳头肌切开取石，使胆总管结石排出或用网篮取出结石。内视镜气囊扩张术（EPBD），即在内镜下经乳头开口放置气囊，充气扩张，可避免切开乳头、防止逆行感染，是最近开展的新疗法。通过经肝胆管镜碎石取石，较大的结石可用激光、高频电流和机械碎石，较小的结石用取石器取出。

◆外科治疗

单纯胆囊结石做胆囊切除术。腹腔镜胆囊切除术，可降低患者手术创伤，瘢痕小、恢复快、术后粘连轻微。肝外胆管结石可行胆总管切开取石，若胆总管狭窄须加做奥狄括约肌切开或成形术，或做胆肠吻合术。肝内胆管结石如肝门部或左叶的肝内胆管结石，可做肝门部第一、二、三级胆管切开手术或做病变肝叶部分切除术。对肝右叶胆管内结石可进行肝部分切除加肝胆管空肠吻合术、肝胆管成形术。

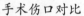

手术伤口对比　　　　　取出的结石对比

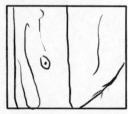
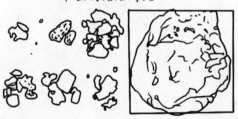

ENS手术　开刀手术　　开刀手术取出的石头　ENS碎石取出的细沙

胆结石一定要治疗吗

　　对于无症状静止型胆结石定期 B 超监测就行，一部分长期甚至终身不出现症状的患者，可以不进行治疗；但对于有反复发作腹痛者则需要进行治疗。手术疗法是治疗胆石症的重要方法，但一定要严格掌握手术指征，当胆石症患者临床上出现严重的梗阻、感染和黄疸，发生中毒性休克和肝的并发症，或是胆道梗阻，感染长期反复发作，通过非手术治疗无效时，可考虑手术治疗。另外，有些患者胆囊结石较大，症状发作频繁，或是胆管因为结石反复感染，怀疑肝损害时，治疗原则是及早手术清除结石，切除病变的胆囊。

日常保养

★胆石症患者日常生活注意事项

◆注意饮食

　　食物以清淡为主，少食油腻和炸、烤食物。患胆结石的人需低脂饮食，胆固醇的摄入每天必须控制在 300 毫克以内，含胆固醇高的食物，如动物内脏、蛋黄、鱼籽、蟹黄等，都应尽量避免食用；另外，可以补充一些卵磷脂。卵磷脂能促进脂肪代谢，分解多余脂肪、预防肥胖，富含卵磷脂的食物主要包括深海鱼和豆制品等。适当多食用纤维素丰富的饮食，如新鲜的绿叶蔬菜来帮助胆固醇的排泄；多吃富含维生素 C 的水果，如橙子、猕猴桃、芒果等能够防止胆汁和胆固醇高度中和而形成胆结石。

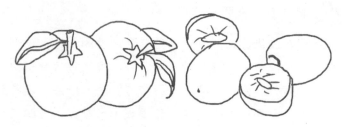

◆保持大便畅通

六腑以通为用，肝胆湿热，大便秘结时，症状加剧，保持大便畅通很重要。

◆生活方式

多走动，多运动。运动能避免胆汁在胆囊中停滞，患有胆石症的人可以采取不激烈的活动方式，如每周步行2～3小时，即可预防胆结石急性发作。

◆养性

心情不畅的人，可引发或加重本病，要做到心胸宽阔、精神舒畅。

★胆结石急性发作的自我救助

（1）两腿屈曲侧卧，以减轻腹肌紧张度和疼痛。腹膜炎以半坐位为好。

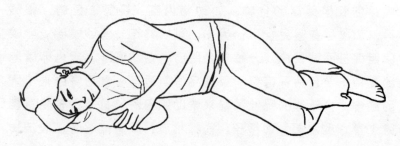

（2）观察腹痛的性质、部位、发作时间和伴随症状，及早查明病因。病因不明时切忌盲目热敷或冷敷腹部。

（3）在病因不明时最好不用止痛药，以免干扰疼痛的性质而误诊。

（4）痛因人而异，症状千差万别。下列几点可作为急性腹痛的危险信号，必须尽快去医院进一步救治：①程度逐渐加重或无法忍受的腹痛；②伴有剧烈的呕吐或呕血；③伴高热；④伴有腹膜刺激症状如腹部肌肉硬如板状，腹部不敢触摸，取屈膝、弯腰的姿势以减轻腹痛；⑤出现休克症状，如出冷汗、四肢湿冷、面色苍白发绀、脉搏细弱、血压下降。

二十一　急性胆囊炎

　　急性胆囊炎是因为胆囊管阻塞和细菌侵袭而引起的胆囊炎症；其典型临床特征是右上腹阵发性绞痛，伴有显著的触痛和腹肌强直。胆囊炎是一种常见病。在我国，据文献报道，位居急症腹部外科疾患的第 2 位，仅次于急性阑尾炎，比急性肠梗阻和溃疡病穿孔为多见。近 10 年来，随着 B 超的普及和广泛应用，对于胆囊炎和胆道疾患的检出诊断，提供了一种无创检查的有力工具，显著提高了胆道疾患的检出率与准确性。

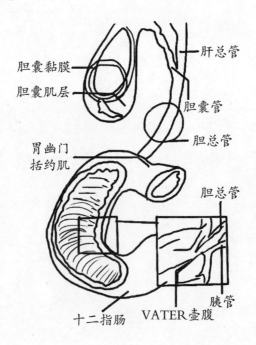

胆囊黏膜
胆囊肌层
胃幽门括约肌
肝总管
胆囊管
胆总管
胆总管
胰管
十二指肠　VATER壶腹

认识疾病

★急性胆囊炎的病因及发病机制

◆急性胆囊炎的病因

▲胆汁滞留

胆汁滞留是引发急性胆囊炎的一个先驱的、基本的因素。

●机械性梗阻

通常认为急性胆囊炎患者90%以上有结石嵌顿于胆囊颈或胆囊管，造成胆汁滞留；手术或尸检时胆囊内无结石发现，也无法证明在病变早期无结石存在，而可能结石已被排到胆总管。除结石外，胆囊管与胆

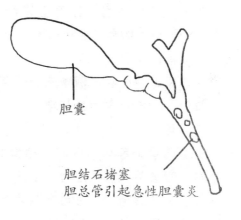

胆囊

胆结石堵塞
胆总管引起急性胆囊炎

总管连接部亦可因角度较小，胆囊管本身太过曲折、畸形，或异常血管、周围炎症粘连、蛔虫钻入，以及肿大淋巴结压迫等造成梗阻或胆汁滞留。功能性障碍研究证实，胆道肌肉、神经功能紊乱，胆囊的正常排空活动受阻，可引起一时性的胆汁滞留。

●括约肌功能紊乱

当腹内脏器有病变时，如胃十二指肠溃疡、慢性阑尾炎或肾周围炎等，内脏神经遭到病理性刺激冲动传到大脑皮质，引起皮质的功能紊乱，从而反射性地引起胆囊管括约肌和十二指肠乳头括约肌功能紊乱而造成痉挛，导致整个胆道

系统胆汁滞留。胆囊内长期胆汁滞留及浓缩，可刺激胆囊黏膜，引起炎性病变，加上细菌感染，即可产生急性胆囊炎。

▲细菌感染

引起急性胆囊炎的细菌约70%是大肠埃希杆菌，其他的有克雷白杆菌、梭状芽孢杆菌、葡萄球菌、伤寒杆菌、副伤寒杆菌、链球菌，还有肺炎球菌等。约50%的急性胆囊炎患者胆汁细菌培养阳性。细菌入侵的路径通常多经胆汁或淋巴管，有时也可以经肠道逆行入胆道或血源性播散。总之，细菌进入胆囊的路径很多。

▲其他原因

临床上有少数病例既无胆汁滞留也无细菌感染而为其他的原因。主要见于创伤与胰液反流。创伤包括外科手术、灼伤等，可形成急性胆囊炎。在创伤时，由于疼痛、发热、脱水、情绪紧张等可造成胆汁黏稠度增加，排空减慢。另外，当胰、胆管共通管梗阻时，反流胰液中的胰蛋白酶被胆汁激活，与胆汁酸结合，也可刺激磷酸酯酶，使卵磷脂转为溶血卵磷脂，这两者作用于胆囊壁，引发损害。

◆急性胆囊炎的发病机制

当胆囊管或胆囊颈因为结石突然嵌顿或其他原因而梗阻时，由于胆囊是一盲囊，致使胆汁滞留或浓缩，浓缩的胆盐刺激和损伤胆囊引起急性化学性胆囊炎；同时，胆汁滞留和或结石嵌顿可使得磷脂酶A从损伤胆囊的黏膜上皮释放出来，使胆汁中的卵磷脂水解成溶血卵磷脂，进而改变细胞的生物膜结构而形成急性胆囊炎。在炎症的胆囊壁内含有高浓度的前列腺素，也是引发急性胆囊炎的一种介质。若胆囊管梗阻不及时松解，胆囊腔内压力则不断增高，胆囊壁因为血液和淋巴回流受阻而充血水肿引起缺血，缺血的胆囊壁容易继发细菌感染，进而加重急性胆囊炎的进程，终致并发胆囊坏疽或穿孔；对于老年、患有糖尿病及动脉硬化的患者更容易发生胆囊的缺血坏死。胆囊缺血、炎症加剧、胆囊底部坏疽，临床上多见于发病的第 2 周，如果不及时治疗，则很快会并发穿孔与腹膜炎。若单纯胆囊管梗阻而无胆囊壁的血供障碍和细菌感染，则发展为胆囊积液。

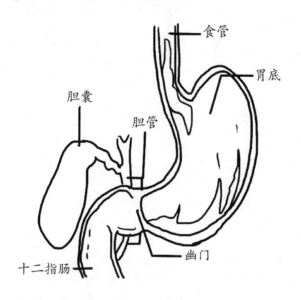

★ 急性胆囊炎的临床表现

◆ 腹痛

腹痛即老百姓所说的肚子痛，疼痛部位通常在右侧肋缘下，常呈持续性绞痛或胀痛，有时疼痛还可能牵涉右肩及肩胛骨下方。由于老年人对疼痛的敏感性降低，可能没有强烈的腹痛感，甚至无腹痛的症状。

◆ 发热

大多数患者体温会达到 38 摄氏度以上，有时还会出现

发冷、寒战，如果胆囊发生化脓时甚至可以发生高热，体温

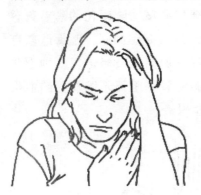

达到 39 摄氏度以上。老年人因为身体对炎症反应比较迟钝，可能体温升得不会太高，38 摄氏度以下甚至正常。

◆黄疸

即皮肤和巩膜（白眼球）发黄，小便呈深黄色，甚至有时大便变成灰白色。这是因为胆囊结石阻塞了胆管的缘故。

另外，恶心、呕吐、食欲缺乏也是急性胆囊炎比较常见的症状。

★ 急性胆囊炎的诊断及鉴别诊断

◆急性胆囊炎的诊断

▲诊断依据

（1）白细胞总数 > $10 \times 10^9 / L$，核左移。

（2）腹部 X 线摄片胆囊区可发现阳性结石。

（3）B 超检查示胆囊增大，壁厚超过 3.5 毫米，内有强光团伴声影。

（4）静脉胆道造影胆囊不显影。

（5）CT 或 MR 显示胆囊结石。

▲诊断要点

对有右上腹突发性疼痛，并向右肩背部放射，伴有发热、恶心、呕吐，体检右上腹压痛及肌卫，墨菲征阳性，白细胞计数升高，B 超示胆囊壁水肿，即可确诊为本病，如既往有胆绞痛病史，则可帮助确诊。需要指出的是，

15%～20%的病例其临床表现较轻，或症状发生后随即有所减轻，但实际病情仍在进展时，可增加诊断上的困难。

◆急性胆囊炎的鉴别诊断

▲十二指肠溃疡穿孔

多数患者以往有溃疡病史，其腹痛程度较剧烈，呈连续的刀割样痛，有时可出现休克状态，腹壁强直显著，常呈"板样"，压痛、反跳痛显著；肠鸣音消失；腹部 X 线检查可见膈下有游离气体。仅少数病例无典型溃疡病史，穿孔较小或慢性穿孔者病状不典型，可导致诊断上的困难。

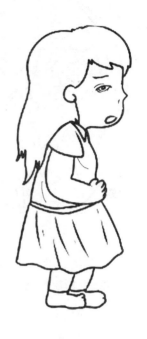

▲急性胰腺炎

腹痛多位于上腹部正中或偏左，体征不如急性胆囊炎显著，墨菲征阴性；血清淀粉酶升高幅度明显；B 超显示胰腺肿大，边界不清等而无急性胆囊炎征象；CT 检查对诊断急性胰腺炎比 B 超更为可靠，由于 B 超常因腹部胀气而胰腺显示不清。

▲高位急性阑尾炎

高位急性阑尾炎为转移性腹痛，腹壁压痛，腹肌强直都局限于右上腹，易误诊为急性胆囊炎，但 B 超无急性胆囊炎征象和 Rovsing（罗符苯）征阳性（按左下腹可引起阑尾部位的疼痛）有助于鉴别。另外，胆囊炎的反复发作史、疼痛的特点，对鉴别诊断也具有参考价值。

▲急性肠梗阻

肠梗阻的绞痛多位于下腹部，经常伴有肠鸣音亢进，

"金属音"或气过水声，腹痛无放射性，腹肌也不紧张，X线检查可见腹部有液平面。

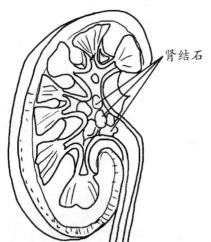

肾结石

▲右肾结石

发热少见，患者多伴有腰背痛，放射到会阴部，肾区有叩击痛，有肉眼血尿或显微镜下血尿，X线腹部平片可见阳性结石，B超可见肾结石或伴肾盂扩张。

▲右侧大叶性肺炎和胸膜炎

患者也可有右上腹痛、压痛和肌卫而与急性胆囊炎相混淆，但该病早期多有高热、咳嗽、胸痛等症状，胸部检查肺呼吸音减低，可听见啰音或胸膜摩擦音，X线胸片有助于诊断。

▲冠状动脉病变

心绞痛时疼痛常可波及上腹正中或右上腹，如果误诊为急性胆囊炎而行麻醉或手术，有时可立即造成患者死亡，因此，凡50岁以上患者有腹痛症状而同时有心动过速、心律不齐或高血压者，一定要做心电图检查，以资鉴别。

▲急性病毒性肝炎

急性重症黄疸型肝炎可有类似胆囊炎的右上腹痛及肌卫，发热，白细胞计数增高及黄疸。但肝炎患者通常有食欲不振、疲乏无力、低热等前驱症状，体检常可发现肝区普遍触痛，白细胞一般不增加，肝功能明显异常，往往不难鉴别。

急性胆囊炎与镇痛药

　　吗啡与哌替啶（度冷丁）可以使胆囊括约肌（负责胆囊出口开闭的肌肉）收缩，使胆汁不能排出，加重病情，严重时还可能造成胆囊穿孔，另外吗啡和哌替啶止痛作用较强，有时会掩盖病情，所以这两种药物在急性胆囊炎患者是禁用的。

预防治疗

★ 急性胆囊炎的预防

（1）注意饮食，食物以清淡为主，少食油腻和炸、烤食物。

（2）保持大便畅通。

（3）要改变静坐生活方式，多走动，多运动。

（4）要养性，长期家庭不睦、心情不畅的人可引起或加重此病，要做到心胸宽阔、心情舒畅。

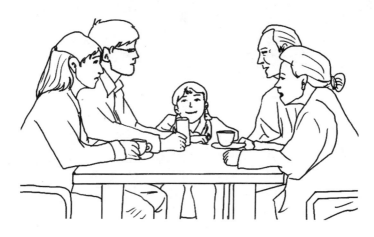

★ 急性胆囊炎的治疗

◆一般治疗

禁食或限制饮食。胃肠减压，纠正水和电解质失调，适当解痉镇痛，以不掩盖临床症状为宜。

◆抗菌治疗

宜及早静脉应用抗生素。常用氨苄西林或哌拉西林（氧哌嗪青霉素）加氨基糖苷类，也可选用头孢哌酮、环丙沙星，由于常有厌氧菌感染，因此宜加用甲硝唑静脉滴注。抗菌治疗应待发热退尽、腹痛及压痛消失、全身状况明显改善后停用。

◆手术治疗

经保守治疗无效，或急性化脓性坏疽性胆囊炎，有可疑穿孔者都需急诊手术处理，多数患者应在抗生素治疗和全身情况改善后进行手术。

◆内镜治疗

▲乳头肌切开取石

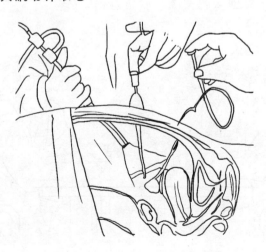

胆总管或复发结石以及乳头狭窄者，切开乳头肌扩张网篮取石。

▲腹腔镜下胆囊摘除

适用于单纯胆囊结石并发炎症控制后、慢性胆囊炎而和周围组织无粘连者，对胆囊息肉、胆囊腺肌瘤等也可摘除。

腹腔镜手术

腹腔镜手术是一门新发展起来的微创方法，是未来手术方法发展的一个必然趋势。随着工业制造技术的突飞猛进，相关学科的融合为开展新技术、新方法奠定了坚定的基础，加上医生越来越娴熟的操作，使得许多过去的开放性手术现在已被腔内手术取而代之，大大增加了手术选择机会。后腹腔镜手术传统方法是在患者腰部做三个1厘米的小切口，各插入一个叫作"套管针"的管道状工作通道，以后一切操作均通过这三个管道进行；再用特制的加长手术器械在电视监视下完成与开放手术同样的步骤，达到同样的手术效果。

日常保养

★急性胆囊炎患者日常饮食注意事项

急性胆囊炎发作期间忌食油炸、煎的食物；忌食蛋类、肉汤及饮酒；多进食低脂肪、低蛋白、少量易消化的流食或半流食，重者应禁食、胃肠减压和静脉补液。随着病症的消退可逐渐加入少量脂肪和蛋白食物，如瘦肉、鱼、蛋、奶和水果及鲜菜等。恢复期应进低脂肪、低胆固醇饮食，肥肉、油炸食品、含油脂多的干果、子仁类食物和蛋黄，动物脑、肝、肾及鱼籽等食品都应严格控制。一切酒类、刺激性食物、浓烈的调味品都可促进胆囊收缩，使胆道括约肌无法及时松弛，造成胆汁流出不畅，从而使胆囊炎急性发作，因此均应避免。饮食规律方面，宜定时定量、少吃多餐，不宜过饱。

★急性胆囊炎患者日常生活事项注意

（1）保持大便通畅，养成定时排便的习惯。

（2）培养良好的卫生习惯。饭前便后要洗手，生吃瓜果要洗净。预防肠道蛔虫感染，一旦患病，要积极进行驱蛔虫治疗。

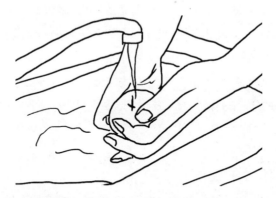

（3）生活起居有规律，多饮水，多活动，适当地参与一些体育锻炼，增强体质，保持心情舒畅。乐观的情绪可以提高机体抗病能力。反之，若长期精神紧张、抑郁，就可使胆汁流动不畅，胆汁淤积，胆汁成分变性、比例失调，为结石形成创造了条件。

（4）确保摄入足量的蛋白质。结石的形成与蛋白质摄入量的长期不足也有关系，因此，保证饮食中有足够的蛋白质，就有利于预防结石，同时也有利于术后身体的康复，多吃些瘦肉、蛋清、鱼以及豆制品等优质蛋白质非常必要。

（5）女性尽可能避免使用雌性激素类药物，此类患者女性比男性多，这可能和女性激素有关。

（6）多吃一些纤维素含量高的食物，如粗粮、豆类、蔬菜、水果、海藻、食用菌等。由于食物纤维能吸附肠道内的胆汁酸，抑制胆固醇的吸收，又可以促进肠蠕动，增加胆固醇的排泄，对预防胆石症以及保持大便通畅很有作用。

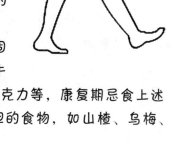

（7）坚持锻炼身体。卧床、静坐都不利于胆汁的排出，而适当的运动能降低胆固醇，疏通胆道。

（8）减少摄入高脂肪及高胆固醇的食物，如肥肉、油炸食品、牛羊肉、蛋黄、动物内脏、鱼籽、巧克力等，康复期忌食上述食物，多吃促进胆汁分泌以及利胆的食物，如山楂、乌梅、玉米须等。

二十二　慢性胆囊炎

慢性胆囊炎是指胆囊慢性炎症性病变，呈慢性迁延性经过，临床上具有反复发作特点。病因多与胆结石相关，但目前临床上非结石性慢性胆囊炎也相当多见。大多以慢性发病，也可由急性胆囊炎反复发作迁延而来。

认识疾病

★慢性胆囊炎的病因

◆感染

细菌可源于肠道、胆管上行至胆囊，亦可由血液或淋巴途径到达胆囊。有时慢性胆囊炎也可由病毒感染引起，15%的胆囊炎患者既往有肝炎史。其他如蛔虫、梨形鞭毛虫感染。

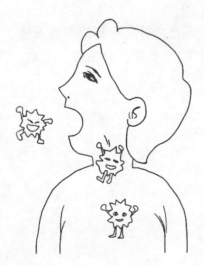

◆运动障碍

迷走神经切断术后，胆囊的动力及张力发生异常，排空时间延长，胆囊增大，逐渐出现胆囊壁纤维化，伴有慢性炎性细胞浸润。

◆代谢因素

某种原因导致胆汁酸代谢改变时，胆盐长期化学性刺激、胰液反流也可引起化学性慢性胆囊炎症。

◆血管因素

胆囊壁血管病变可造成胆囊黏膜损害。胆囊浓缩功能和弹力减退，可致胆囊壁纤维化。

★慢性胆囊炎的临床表现

很多慢性胆囊炎患者可持续多年而毫无症状，在无胆囊炎病史的患者中，突然在手术前体检、尸检时发现纤维化胆囊中含有胆石并不少见，称为无痛性胆囊炎。

本病的主要症状是反复发作性上腹部疼痛，多发生在右上腹或中上腹部，少数出现在胸骨后或左上腹部，并向右侧肩胛下区放射。腹痛常发生于晚上或饱餐后，常呈持续性疼痛。当胆囊管或胆总管出现胆石嵌顿时，则可产生胆绞痛。疼痛一般经过1～6小时可自行消退。可伴有反射性恶心、呕吐等症状，但发热、黄疸不多见。发作的间歇期可有右上腹饱胀不适或胃部灼热、嗳气、反酸、厌油腻食、食欲不振等胃肠道症状。上述症状虽然不严重，却长久不愈，并在进油腻、多脂饮食后加剧。当慢性胆囊炎伴急性发作或胆囊内浓缩的黏液或结石进入胆囊管或胆总管而产生梗阻，可呈急性胆囊炎或胆绞痛的典型症状。

体格检查可出现右上腹部压痛，发生急性胆囊炎时可有胆囊触痛征或莫菲征阳性。当胆囊膨胀增大时，右上腹部可触及囊性包块。

★慢性胆囊炎的诊断及鉴别诊断

◆慢性胆囊炎的诊断

体检除右上腹有轻度触痛外，往往无其他阳性症状，少数患者因胆囊管阻塞而胆囊肿大者，偶尔可在右上腹触及圆形肿块，有的还可发现患者略有皮肤和巩膜轻度黄染，提示病变是在胆道系统，更有少数病例在第 8～10 胸椎右旁出现压痛，或在右颈胸锁乳突肌两下脚之间有压痛，后者格外有诊断意义。

慢性胆囊炎患者一般诊断并不困难，由于多数患者有右上腹部一次或多次的绞痛病史和消化不良症状，但偶尔症状不典型者，可与慢性阑尾炎、慢性溃疡病、慢性胃炎、结肠癌、慢性胰腺炎及肾盂肾炎等症混淆，正确的诊断依靠于：

（1）胆囊部 X 线平片摄影。

（2）胆囊造影。

（3）B 超或 CT、MRI 等。

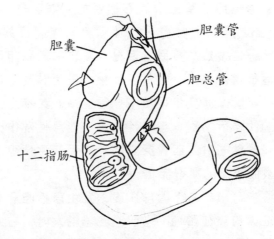

胆囊　胆囊管　胆总管　十二指肠

◆慢性胆囊炎的鉴别诊断

▲慢性胃炎及消化性溃疡

慢性胃炎多为上腹部的隐痛和饱胀等，常无慢性胆囊炎急性发作时的右上腹绞痛。消化性溃疡的上腹部疼痛通常具有节律性，疼痛与饮食关系更加密切。十二指肠溃疡除具有饥饿痛外，还常有夜间痛，同时常伴有反酸症状。胃镜检查对慢性胃炎以及消化性溃疡的诊断有重要帮助。必须指出，少数患者慢性胆囊炎可以与慢性胃炎或消化性溃疡并存。

▲食管裂孔疝

本病常见的症状是上腹或两季肋部不适，典型者症状为胸骨后疼痛，多在饱餐后 0.5 ~ 1 小时发生，饭后平卧严重，站立或半卧位时减轻，可有嗳气反胃；而慢性胆囊炎腹痛多在右季肋部，饭后加重而与体位无关。因为食管裂孔疝约 20% 的患者合并慢性胆囊炎，所以二者临床症状常同时并存。钡餐检查可以鉴别。

▲原发性肝癌

在无 B 超的时代，临床上有些原发性肝癌被误诊为慢性胆囊炎。因为原发性肝癌早期，即小肝癌和亚临床肝癌多无自觉症状，一旦出现右上腹不适或隐痛，通常已是晚期，B 超及 CT 检查可以帮助鉴别。

▲胆囊癌

本病早期症状颇似慢性胆囊炎，如果这时行 B 超检查可与慢性胆囊炎鉴别，并可有较好的治疗效果。若病情发展，出现黄疸及右上腹肿块，多为晚期。

▲反流性食管炎

由于有胃－食管酸性或碱性液体的反流，因此胸骨后烧灼感或疼痛是主要症状，部分患者同时伴上腹部隐痛或不适，所以易与慢性胆囊炎相混淆。胃镜检查及 24 小时食管内 pH 值动态监测对反流性食管炎具有重要诊断价值。如系碱性反流，则测定食管内胆汁酸含量对诊断有利（Bilitec-2000 胆汁监测仪）。而 B 超检查可确定慢性胆囊炎的诊断。

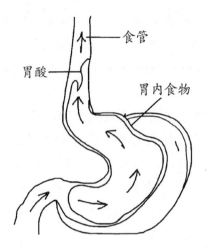

食管

胃酸

胃内食物

▲慢性胰腺炎

慢性胰腺炎的上腹部疼痛等症状常与慢性胆囊炎、胆石症相似（但需注意，慢性胆囊炎者偶尔可并存慢性胰腺炎）。慢性胰腺炎还经常有左侧腰背部的疼痛，疼痛常和体位有关，即平卧位时疼痛加剧，躯体前倾时疼痛可减轻。B超、CT或MRI、EPCP及胰腺外分泌功能检查等都有利于慢性胰腺炎与慢性胆囊炎的鉴别。

▲右侧结肠病变

升结肠或肝曲部癌可引发右上腹疼痛不适，易误诊为慢性胆囊炎（有时两者也可并存）。但升结肠或肝曲癌经常有排便习惯的改变。钡剂灌肠或结肠镜检查可发现肿瘤。B超检查对于结肠癌的诊断也具有重要的辅助价值。

▲心绞痛

有少数心绞痛患者的疼痛可位于剑突下，和慢性胆囊炎的疼痛部位与性质类似。但前者的疼痛维持时间比胆绞痛要短，多数患者休息后疼痛可缓解。心电图、血清肌酸磷酸激酶等测定可帮助心绞痛的诊断。

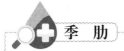 季　肋

左右季肋区又称左右上腹部

先在腹部做九分法（按下要求画两条横线，两条竖线）

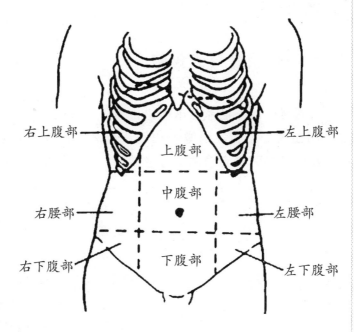

横线：

上横线：左右侧肋弓最低点的边线。

下横线：左右侧髂结节的连线。

竖线：

左髂结节与腹中线连线中间做垂线。

右髂结节与腹中线连线中间做垂线。

以上四条线将腹部分成九区，左右两侧自上而下为：

左右季肋区（左右上腹部）。

左右腹外侧区（腰区）。

左右腹股沟区（髂区或左右下腹部）。

预防治疗

★ 慢性胆囊炎的预防

◆ 劳逸结合

胆囊炎、胆石症患者不得进行重体力劳动，并应避免腹部受剧烈震动（如在崎岖的山路上骑马或刺激性的游戏），脑力及轻体力劳动者需注意劳逸结合，过度劳累会诱发本病急性发作。

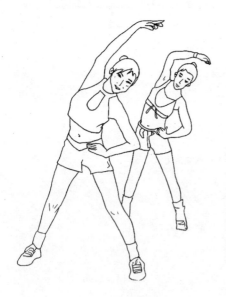

◆ 加强体育锻炼，增强体质

可根据自身情况，选择有氧体操、太极拳等运动项目。散步、慢跑等体育锻炼应以不疲劳为宜，每次锻炼时间在30分钟到1小时，心率在120次／分以内，若运动后心率增加到160次／分以上，出现心慌显著、大汗等症状则起不到增强体质的作用，反而对身体有害。体育锻炼还需有规律，以每周

3 次为宜，应持之以恒。发作期则应以休息为主。

◆**自我保健按摩**

患者缓解期可按摩腹部中脘、天枢穴位（在脐周），在饭后 30 分钟左右进行按摩，可改善腹胀等消化不良症状，还可结合耳针，取肝、胰、胆、脾、胃、十二指肠、内分泌等穴位，轮流取 3~4 个穴位埋针或耳压法，以调整胆囊功能。

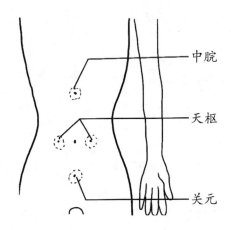

中脘
天枢
关元

◆**饮食有节**

▲**宜低脂肪饮食**

饮食应清淡、低脂、低胆固醇，动物脂肪和高胆固醇食物，如蛋黄、鱼卵、动物内脏、油煎食品应少吃，采用高糖类流质饮食。脂肪类食物可促使胆囊收缩素释放，增强胆囊收缩，若奥狄括约肌不能及时弛缓，使胆汁流出，会造成不适感。在静止期，植物油有利胆作用，可不必限制。

▲**忌暴饮暴食，宜少吃多餐**

饱餐特别是高脂肪油腻饮食易引起胆绞痛发作，因此进餐时要有节制。胆囊炎患者多有消化不良症状，饮食上应少食多餐，进食宜清淡、富营养、易消化，如瘦肉、豆制品、新鲜蔬果等，进食六七分饱即可，多则不利于消化，增加消化道负担。

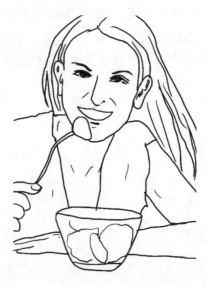

◆饮食卫生

我国结石性和非结石性慢性胆囊炎的发生多数与胆道病原感染有关，所以应注意饮食卫生。生菜、瓜果一定要洗净才能食用，在外面买一些熟食或冰箱里食物取出时都需加热后再食用。忌食用未熟透的动物食品以及污染的食品。

◆其他措施

忌烟、酒、浓茶、咖啡。

★慢性胆囊炎的治疗

◆内科治疗

▲一般治疗

低脂饮食，可降低发病机会。

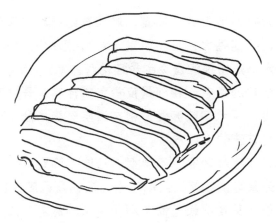

▲解痉、镇痛

一般情况下可予以 33% 硫酸镁 10 ~ 30 毫升口服利胆，或单用抗胆碱能药物，例如阿托品 0.5 毫克，或山莨菪碱 10 毫克肌内注射解除奥狄括约肌痉挛。

▲驱虫治疗

如十二指肠引流物发现有梨形鞭毛虫或华支睾吸虫感染者，应采用驱虫治疗。

▲溶石疗法

口服熊去氧胆酸、鹅去氧胆酸溶石，但效果不肯定。近年来，通过逆行胰胆管造影放置鼻胆管，鼻胆管内直接将溶石药物注入胆管和胆囊内，可提高疗效，但疗程较长，费用也比较昂贵。

▲抗菌治疗

对于感染性胆囊炎或其他类型胆囊炎合并细菌感染者，应予以抗生素抗感染治疗，抗生素应用方案和急性胆囊炎基本相同。

◆外科治疗

一些非结石的慢性胆囊炎可通过饮食控制以及内科治疗

而维持不发病，但疗效不确定。对伴有结石者，因为其反复急性发作的可能性大，且可引发一系列并发症，因此目前普遍认为手术仍是慢性胆囊炎的最佳治疗方案。

▲有症状的患者，特别是反复发作伴有胆囊结石的慢性胆囊炎患者，手术切除胆囊，根本清除感染病灶，避免一切并发症，是首选的治疗方案。

▲对临床症状轻微、不典型或诊断不确定的患者，手术切除胆囊效果可能较差，所以手术时应注意适应证的选择。

▲对于全身情况较差而不利于手术的患者，应先予以积极的内科治疗，等到全身情况好转后再行手术治疗。

◆内镜治疗

▲腹腔镜下胆囊切除术

对于与周围组织无显著粘连的慢性胆囊炎或合并胆囊结石的胆囊炎，特别是全身一般情况不宜实施普通外科手术者，可通过该方案切除胆囊。

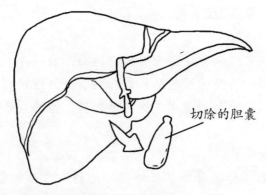

切除的胆囊

▲十二指肠镜下奥狄括约肌切开术

对于伴发胆管结石的慢性胆囊炎患者，有条件的情况下必须在手术前采取逆行胰胆管造影及乳头括约肌切开取石术，再依据情况决定是否手术切除胆囊。

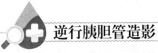

逆行胰胆管造影

逆行胰胆管造影（ERCP）是将内镜插到十二指肠降段，找到十二指肠乳头以后，由内镜活检孔插进造影管至乳头开口部，注入造影剂，做胆胰管 X 线造影、胆汁细菌学和细胞学、胆道压力及乳头括约肌功能测定等检查。另外，可做乳头括约肌切开术、胆胰管碎石取石术、胆胰管内支架安置引流术、鼻胆管引流术以及胆道蛔虫取出术等治疗。适用于胆总管下端结石、胰管结石、胆道肿瘤、急性胆源性胰腺炎及胆道蛔虫症等疾病，和传统外科手术相比，具有创伤小、恢复快、费用低等优点，已经成为胆胰疾病治疗的重要手段。

日常保养

★慢性胆囊炎患者日常饮食注意事项

◆慢性胆囊炎的膳食，应依据病情给予低脂肪、低胆固醇的半流质食物或低脂肪、低胆固醇的软食。脂肪总量以每天 20～30 克为限，并把这些脂肪总量分在各餐中。禁食含胆固醇较高的食物，如蛋黄、脑、肝、肾及鱼子等，因为鱼油中含大量多烯酸，能降低血

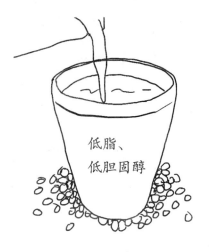

低脂、
低胆固醇

中胆固醇水平，所以平日可多食用些鱼类食物。

◆蛋白质。蛋白质食用要适量，每日 50 ~ 70 克，足量的蛋白质有利于损伤组织的修复，但太多的蛋白质会增加胆汁的分泌，不利于胆囊炎性组织的修复。

◆糖类和淀粉类食物。慢性胆囊炎患者的热量主要来源于糖类，糖类容易消化，利用率也高。但过于肥胖的人患胆囊炎，同时合并有冠心病或高脂血症时，则需要适度限制糖类的摄入，包括主食以及含糖糕点，糖块的摄入，以利于减轻体重。

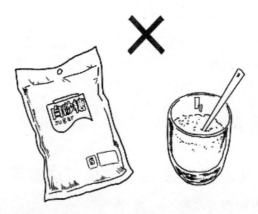

◆大量饮水。保持每日 1500 ~ 2000 毫升水量的摄入，有助于胆汁的稀释，减少胆汁滞积。

◆忌食用刺激性食物或浓烈的调味品。

◆少量多餐。

◆避免便秘发生，因为其能影响胆汁的排出，所以适当吃些含粗纤维的蔬菜和水果。

二十三　急性胰腺炎

　　急性胰腺炎（AP）是指多种病因引起的胰酶激活，继以胰腺局部炎症反应为主要特征，伴或不伴有其他器官功能改变的疾病。临床上以急性腹痛、恶心、呕吐、高热和血尿淀粉酶增多为特征。大多数患者的病程有自限性，20%～30%的患者临床经过凶险。总体病死率为 5%～10%。

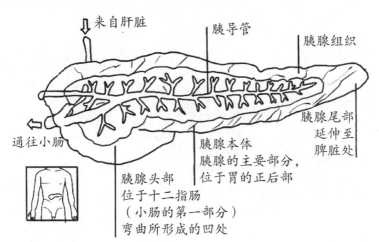

来自肝脏

胰导管

胰腺组织

通往小肠

胰腺尾部
延伸至
脾脏处

胰腺本体
胰腺的主要部分，
位于胃的正后部

胰腺头部
位于十二指肠
（小肠的第一部分）
弯曲所形成的凹处

认识疾病

★急性胰腺炎的病因及发病机制

◆急性胰腺炎的病因

▲胆石症与胆疾病

胆石症、胆管感染或胆管蛔虫等都能引起急性胰腺炎，其中胆石症最为常见。急性胰腺炎和胆石关系密切，因为在解剖上 70%～80% 的胰管与胆总管汇合成共同通道并开口于十二指肠部，一旦结石嵌顿于壶腹部，将会导致胰腺炎与上行胆管炎，即共同通道学说。

▲大量饮酒

因为酒精能促进胰液的大量分泌，致使胰腺管内压力骤升，引起胰腺泡破裂，胰酶进入间质而引发胰腺炎。

▲梗阻

胰管结石或蛔虫、胰管狭窄、肿瘤等都能导致胰管阻塞引起急性胰腺炎。

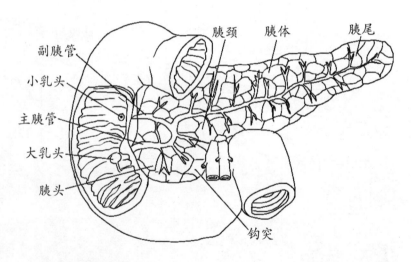

▲医源性因素

如腹腔手术尤其是胰胆或胃手术、腹部钝挫伤等，可直接或间接损伤胰腺组织与胰腺的血液供应而引起胰腺炎。

▲内分泌与代谢障碍

任何引起高钙血症的原因，如甲状旁腺肿瘤、维生素 D 过多等，都能引起胰管钙化，高血钙还可刺激胰液分泌增加及促进胰腺蛋白酶原激活。任何原因的高血脂，如家族性高脂血症，因胰液内脂质沉着或源于胰外脂肪栓塞并发胰腺炎。妊娠、糖尿病昏迷及尿毒症也偶可发生急性胰腺炎；妊娠时胰腺炎多发生在中晚期，但90%合并胆石症。

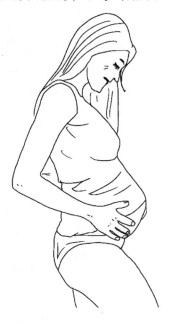

▲感染

急性胰腺炎继发于急性传染性疾病者通常较轻，随感染痊愈而自行消退，如急性流行性腮腺炎、传染性单核细胞增多症、柯萨奇病毒以及肺炎衣原体感染等。常可伴有特异性抗体浓度升高。沙门菌或链球菌败血症时也可引发胰腺炎。

▲药物

已知应用某些药物，如噻嗪类利尿药、硫唑嘌呤、糖皮质激素、四环素、磺胺类等可直接损伤胰腺组织，可导致胰液分泌或黏稠度增加，引起急性胰腺炎。多发生在服药最初数月，和剂量不一定相关。

▲其他因素

少见因素有十二指肠球后穿透性溃疡、十二指肠憩室炎、胃部手术后输入袢综合征、肾脏移植术后、心脏移植术后、血管性疾病及遗传因素等。虽然胰腺炎病因很多，多数可找到致病因素，但是仍有5%～25%的急性胰腺炎病因不明，称之为特发性胰腺炎。

◆急性胰腺炎的发病机制

各种病因引发的急性胰腺炎致病途径不同，却具有共同的发病过程，即胰腺各种消化酶被激活导致的胰腺自身消化。正常情况下胰腺能避免这种自身消化：

（1）胰液中含有少量胰酶抑制物可中和少量激活的胰酶。

（2）胰腺腺泡细胞具有特殊的代谢功能，防止胰酶侵入细胞。

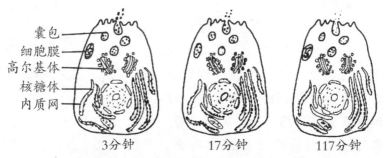

| 囊包 | 细胞膜 | 高尔基体 | 核糖体 | 内质网 |

3分钟　　　　　17分钟　　　　　117分钟

（3）进入胰腺的血液中含有中和胰酶的物质。

（4）胰管上皮有黏多糖保护层。当在某些情况下上述防御机制遭到破坏即可发病。

★急性胰腺炎的临床表现

◆症状

▲腹痛

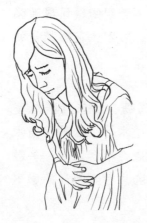

腹痛为本病的主要表现和首发症状，突然发病，程度轻重不一，可为钝痛、刀割样痛、钻痛或绞痛，呈持续性，可有阵发性加剧，不能为普通胃肠解痉药缓解，进食可加剧。疼痛部位多在中上腹，可向腰背部呈带状

放射，取弯腰抱膝位可以减轻疼痛。水肿型腹痛3～5日即缓解；坏死型病情进展较快，腹部剧痛延续时间较长，因为渗液扩散，可引起全腹痛。极少数年老体弱患者可不出现腹痛或轻微腹痛。

▲恶心、呕吐及腹胀

多在起病后出现，有时颇频繁，吐出食物及胆汁，呕吐后腹痛并不减轻。同时有腹胀，甚至产生麻痹性肠梗阻。

▲发热

多数患者有中度以上发热，连续3～5日。持续发热一周以上不退或逐渐升高、白细胞计数升高者，应考虑有继发感染，如胰腺脓肿或胆管感染等。

▲低血压或休克

重症胰腺炎患者经常发生低血压或休克，表现为烦躁不安、皮肤苍白、湿冷等；有极少数患者可突然出现休克，甚至发生猝死。主要原因包括有效血容量不足，缓激肽类物质致周围血管扩张，并发消化道出血。

▲水、电解质紊乱

多有轻重不等的脱水、低血钾，呕吐频繁可有代谢性碱中毒。重症者尚有显著脱水及代谢性酸中毒，低钙血症（＜2毫摩尔／升），部分伴有血糖增高。偶可发生糖尿病酮症酸中毒或高渗性昏迷。

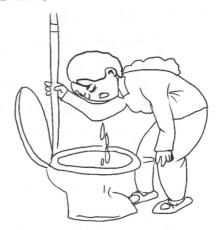

◆体征

▲轻症急性胰腺炎患者腹部体征较轻，常常与主诉腹痛

程度不十分相符，可有腹胀和肠鸣音减少，无肌紧张和反跳痛。

▲重症急性胰腺炎患者上腹或全腹压痛显著，并有腹肌紧张、反跳痛。肠鸣音减弱或消失，可出现移动性浊音，并发脓肿时可触及有明显压痛的腹部包块。伴麻痹性肠梗阻且有显著腹胀，腹水多呈血性，其中淀粉酶显著升高。少数患者因胰酶、坏死组织及出血沿腹膜间隙与肌层渗入腹壁下，导致两侧肋腹部皮肤呈暗灰蓝色，称格雷-特纳征；可致使脐周围皮肤青紫，称卡伦征。在胆总管或壶腹部结石、胰头炎性水肿压迫胆总管时，可表现黄疸。后期出现黄疸应考虑并发胰腺脓肿或假囊肿压迫胆总管或因为肝细胞损害所致。

患者因低血钙引起手足抽搐，是预后不佳表现，系大量脂肪组织坏死分解出的脂肪酸和钙结合成脂肪酸钙，大量消耗钙导致，也与胰腺炎时刺激甲状腺分泌降钙素有关。

★急性胰腺炎的诊断及鉴别诊断

◆急性胰腺炎的诊断

▲具有典型的临床表现，如上腹痛或恶心呕吐，伴发上腹部压痛或腹膜刺激征。

▲血清、尿液或腹腔穿刺液有胰酶含量增加。

▲图像检查（超声，CT）显示有胰腺炎症，或手术所见或尸解病理检查证实有胰腺炎病变。

▲能排除其他类似临床表现的病变。

◆急性胰腺炎的鉴别诊断

▲急性胆囊炎，胆石症

急性胆囊炎的腹痛比急性胰腺炎轻，其疼痛部位为右上腹部胆囊区，并向右胸和右肩部放射，血尿淀粉酶正常或稍高；如存在胆道结石，其腹痛程度较为剧烈，且往往伴有寒战、高热及黄疸。

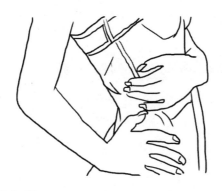

▲胆道蛔虫病

胆道蛔虫病发病突然，多数为儿童或青年，开始在上腹部剑突下偏右方，呈现剧烈的阵发性绞痛，患者经常自述有向上"钻顶感"，疼痛发作时，辗转不安，大汗，手足冷，痛后与常人一样，其特点为"症状严重，体征轻微"（症状和体征相矛盾），血尿淀粉酶正常，但在胆道蛔虫合并胰腺炎时，淀粉酶可上升。

▲胃及十二指肠溃疡穿孔

溃疡病穿孔是突然发生的上腹部剧烈疼痛，很快扩散至全腹部，腹壁为板状强直，肠音消失，肝浊音缩小或消失，腹平片有气腹存在，有助于明确诊断。

▲急性肾绞痛

有时应与左侧肾结石或左输尿管结石相鉴别，肾绞痛是阵发性绞痛，间歇期可有胀痛，以腰部最重，并向腹股沟部与睾丸部放射，如有血尿、尿频、尿急，有助于鉴别。

▲冠心病或心肌梗死

在急性胰腺炎时，腹痛可反射性放射到心前区或产生各种各样的心电图改变，经常相混淆，然而，冠心病患者可存在冠心病史，胸前区有压迫感、腹部体征不明显等，须仔细鉴别。

淀粉酶和脂肪酶与急性胰腺炎

当疑为胰腺炎时，往往会开出化验单查淀粉酶和脂肪酶，那是否意味着淀粉酶或脂肪酶升高就能够诊断胰腺炎了呢？其实不然。

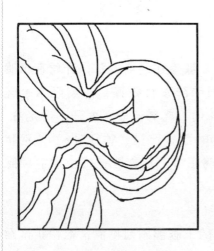

急性胰腺炎的患者淀粉酶往往超过正常值的 3 倍，而淀粉酶升高的患者只有 50% 是胰腺疾病，其他包括消化性溃疡、肠系膜坏死、肠梗阻、胆道感染、胆石症、阑尾炎等非胰腺疾病也能够引起淀粉酶升高，但这些疾病引起的淀粉酶升高一般不超过正常值的 3 倍。另外，并非所有的急性胰腺炎都有淀粉酶升高，如极轻胰腺炎、极重症胰腺炎、慢性胰腺炎基础上急性发作、急性胰腺炎恢复期和高脂血症相关性胰腺炎等。所以如果查体发现淀粉酶升高，而没有特殊临床症状时，请谨慎就医，做好进一步检查确诊，禁忌盲目治疗。

脂肪酶通常在起病 24 小时内升高，持续时间较长，可达 7~10 天，其值大于正常上限 3 倍以上有诊断意义，近年来认为，脂肪酶的敏感性、特异性比淀粉酶更准确。

总之，无论是血清淀粉酶还是脂肪酶，仅仅对急性胰腺炎的诊断起到提示作用，最终的确诊需要结合临床表现和影像学表现进行全面评估。

预防治疗

★急性胰腺炎的预防

◆胆道疾病

预防首先在于预防或消除胆道疾病。例如，预防肠道蛔虫，及时治疗胆道结石以及防止引起胆道疾病急性发作，都是预防引起急性胰腺炎的重要措施。

◆酗酒

平素酗酒的人因为慢性酒精中毒和营养不良而致肝、胰等器官受到损害，抗感染的能力下降。在此基础上，可因为一次酗酒而致急性胰腺炎，所以不要大量饮酒也是预防方法之一。

◆暴食暴饮

暴食暴饮可以造成胃肠功能紊乱，使肠道的正常活动及排空发生障碍，阻碍胆汁及胰液的正常引流，引起胰腺炎。因此，当在"打牙祭"赴宴会时要想到急性胰腺炎，不可暴饮暴食。

◆上腹损害或手术

内窥镜逆行胰管造影也可引发急性胰腺炎，此时医生和患者都要引起警惕。

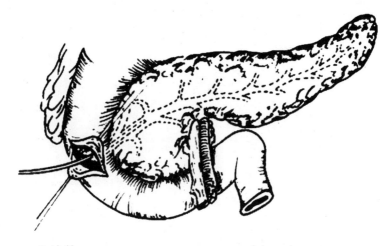

◆其他

如感染、糖尿病、情绪及药物都可引发胰腺炎。

★ 急性胰腺炎的治疗

◆ 发病初期的处理和监护

目的是纠正水、电解质紊乱，支持治疗，以防局部及全身并发症。内容包括：血、尿常规测定，粪便隐血、肾功能、肝功能测定，血糖测定，心电监护，血压监测，血气分析，血清电解质测定，胸片，中心静脉压测定。动态观察腹部体征及肠鸣音改变。记录 24 小时尿量和出入量变化。上述指标可根据患者具体病情进行对应的选择。常规禁食，对有严重腹胀、麻痹性肠梗阻者应进行胃肠减压。在患者腹痛、腹胀减轻或消失、肠道动力恢复或部分恢复时，可以考虑开始饮食，开始以糖类为主，逐步过渡到低脂饮食，不以血清淀粉酶活性高低作为开放饮食的必要条件。

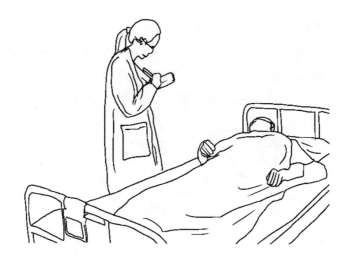

◆补液

补液量包括基础需要量与流入组织间隙的液体量。早期常有血液浓缩，充分补液非常重要。还需注意输注胶体物质和补充微量元素、维生素。

◆镇痛

疼痛剧烈时给予镇痛治疗。在严密观察病情下，可注射盐酸哌替啶。不建议应用吗啡或胆碱能受体拮抗药，如阿托品、山莨菪碱等，由于前者会收缩奥狄括约肌，后者则会诱发或加重肠麻痹。

◆抑制胰腺外分泌和胰酶抑制剂应用

生长抑素及其类似物（奥曲肽）可以经由直接抑制胰腺外分泌而发挥作用，主张在重症急性胰腺炎（SAP）治疗中使用。H_2受体拮抗药或质子泵抑制剂可经由抑制胃酸分泌而间接抑制胰腺分泌，除此之外，还能够预防应激性溃疡的发生，主张在 SAP 时使用。蛋白酶抑制剂主张早期、足量应用。

◆血管活性物质的应用

因为微循环障碍在 AP，尤其 SAP 发病中起重要作用，建议应用改善胰腺和其他器官微循环的药物，包括前列腺素 E_1 制剂、血小板活化因子拮抗药、丹参制剂等。

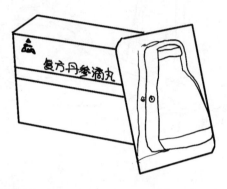

◆抗生素应用

对于非胆源性轻症急性胰腺炎（MAP）不建议常规使用抗生素。对于胆源性 MAP 或 SAP 应常规应用抗生素。胰腺感染的致病菌主要为革兰阴性菌和厌氧菌等肠道常驻菌。抗生素的使用应遵循：抗菌谱为革兰阴性菌与厌氧菌为主、脂溶性强、有效通过血胰屏障等三大原则。建议甲硝唑联合喹诺酮类药物为一线用药，效果不佳时改用其他广谱抗生素，疗程为 7 ~ 14 天，特殊情况下可延长使用时间。要注意真菌感染的诊断，临床上无法用细菌感染来解释发热等表现时，需考虑到真菌感染的可能，可经验性应用抗真菌药，并进行血液或体液真菌培养。

◆营养支持

MAP 患者，只需短期禁食，所以不需肠道或肠外营养。SAP 患者常先施行肠外营养，等到病情趋向缓解，则开始实施肠内营养。肠内营养的实施系指将鼻饲管放置 Treitz 韧带远端，输注能量密度为 4.187 焦耳／毫升的要素营养物质，若能量不足，可辅以肠外营养，并观察患者的反应，若能耐受，则逐渐加大剂量。并且注意补充谷氨酰胺制剂。对于高脂血症患者，应减少脂肪类物质的补充。予以肠内营养时，应注意患者的腹痛、肠麻痹、腹部压痛等胰腺炎症状及体征是否加重，并定期复查电解质、血脂、血糖、总胆红素、血清蛋白水平、血常规和肾功能等，以评价机体代谢状况，调节肠内营养的剂量。

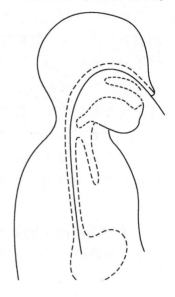

◆ 免疫增强剂应用

对于重症病例，可选择性应用免疫增强制剂。

◆ 肠道功能衰竭

对于 SAP 患者，需密切观察腹部体征及排便情况，监测肠鸣音的变化。及早应用促肠道动力药物，包括生大黄、硫酸镁、乳果糖等；使用微生态制剂调节肠道细菌菌群；应用谷氨酰胺制剂保护肠道黏膜屏障。同时可使用中药，如皮硝外敷。病情允许下，及早恢复饮食或实施肠内营养对预防肠道衰竭具有重要意义。

◆ AP（胆源性）的内镜治疗

建议在有条件的单位，对于怀疑或已经证实的 AP（胆源性），若符合重症指标；或有胆管炎、黄疸、胆总管扩张；或最初判断为 MAP，但在治疗中病情恶化者，应采取鼻胆管引流或内镜下括约肌切开术（EST）。

◆并发症的处理

急性呼吸窘迫综合征是 AP 的严重并发症，处理包括机械通气及大剂量、短程糖皮质激素的应用，如甲泼龙，必要时予以气管镜下肺泡灌洗术。急性肾衰竭主要是支持治疗，稳定血流动力学参数，必要时透析。低血压与高动力循环有关，处理包括密切的血流动力学监测、静脉补液，必要时给予血管活性药物。弥散性血管内凝血时应采用肝素。AP 有胰液积聚者，部分会发展为假性囊肿。对于胰腺假性囊肿需密切观察，部分会自行吸收，如果假性囊肿直径＞6 厘米，且有压迫现象和临床表现，可施行穿刺引流或外科手术引流。胰腺脓肿是外科手术干预的绝对指征。上消化道出血，可予以制酸剂，如 H_2 受体拮抗药、质子泵抑制剂。

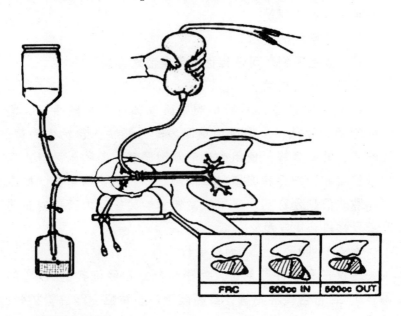

◆手术治疗

坏死胰腺组织继发感染者在严密观察下可考虑外科手

术。对于重症病例，主张在重症监护并强化保守治疗的基础上，经过 72 小时，患者的病情仍未缓解或进一步恶化，是进行手术治疗或腹腔冲洗的指征。

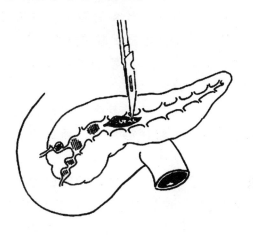

 括约肌

　　括约肌是分布在人和动物体某些管腔壁的一种环行肌肉，常特别厚。人体内的括约肌存在于消化道和泌尿系统。在括约肌收缩时将关闭管腔，舒张时使管腔开放，平时经常处于收缩状态。通常受自主神经支配或激素调节。

日常保养

★急性胰腺炎患者日常生活注意事项

◆生活规律、按时休息，按时进食。

◆戒烟酒，不暴饮暴食，尽量少吃生冷腻硬刺激性食物。酒精是引起胰腺炎的主要病因之一，胰腺炎患者出院后应忌酒。忌暴饮暴食，饮食宜清淡、易消化，忌煎炸、油腻以及刺激性食物。

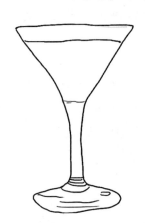

◆不要受凉和过度劳累，有规律运动。

◆胆道疾病在我国是胰腺炎的最主要病因之一，所以应积极治疗胆道疾病。

◆一些药物，如速尿（呋塞米）、利尿酸（依他尼酸）、消炎痛（吲哚美辛）、口服避孕药等，容易诱发急性胰腺炎，应避免使用，有病需到正规医院治疗，避免自行服药，以免引起严重后果。

◆出院后 4～6 周，不得进行重的体力劳动及过度疲劳。

二十四　慢性胰腺炎

慢性胰腺炎是指胰腺实质持续性炎症，导致腺体广泛纤维化、腺泡和胰岛细胞萎缩，致使胰腺的内分泌、外分泌功能受损，且常有钙化及假性囊肿形成。典型症状包括反复腹痛、消化不良、腹泻、消瘦等，晚期可产生胰腺囊肿、糖尿病或黄疸。由于本病缺乏简便而特异的诊断方法，所以诊断困难，常被误诊。

认识疾病

★慢性胰腺炎的病因及发病机制

◆慢性胰腺炎的病因

▲梗阻因素

在欧洲、亚洲和我国较多见。最常见的梗阻原因是胆结石。引起Vater壶腹部阻塞的原因包括：胆结石通过或嵌顿于Vater壶腹，胆道蛔虫，十二指肠乳头水肿，壶腹部括约肌痉挛，壶腹部狭窄等；胆胰共同通路的梗阻，造成胆汁反流进入胰管，造成胆汁诱发的胰实质损伤。单纯胰管梗阻也将引起胰腺损害。

▲过量饮酒

在美国都市中过量饮酒是急性胰腺炎的主要原因，在我国这种情况也不少见。过量饮酒与急性胰腺炎的发病有密切联系。

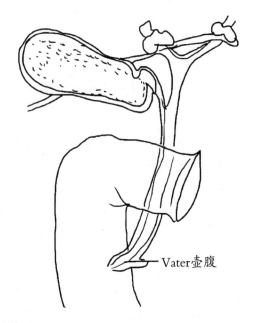

Vater壶腹

▲暴饮暴食

特别是过食高蛋白、高脂肪食物、加之饮酒，可刺激胰液的过量分泌，在伴有胰管部分梗阻时，可发生急性胰腺炎。

▲高脂血症

高脂血症也是急性胰腺炎的一个病因：高脂血症可继发于肾炎，去势治疗和应用外源性雌激素，以及遗传性高脂血症（Ⅰ型、Ⅴ型）。

▲高钙血症

常见于甲状旁腺功能亢进的患者。钙能诱导胰蛋白酶原激活使胰腺自身破坏，高钙可形成胰管结石造成胰管梗阻，高钙还可刺激胰液分泌增多。经腹膜吸收进入血液，使血淀粉酶和脂肪酶升高；大量胰酶入血可引起肝、肾、心、脑等器官的损害，造成多器官功能不全综合征。

◆慢性胰腺炎的发病机制

慢性胰腺炎的原因尚不十分明确，对此提出了许多假说，存在较多争议。这些假说包括：胰腺的局灶性急性炎症，导管与实质内高压，胆总管或十二指肠狭窄等胰外因素，餐后胰腺刺激升高而胰腺功能不全分泌不足即所谓的"负反馈机制"。然而没有一种假说可以完全明确解释慢性胰腺炎的发生机制。近年来，通过 Northern blot、原位杂交、免疫组化等分子生物学技术了解到神经的直接变化和神经递质的改变可能引发了慢性胰腺炎患者的疼痛。慢性胰腺炎中神经的直径和分布密度均显著大于正常胰腺，且存在神经束膜的破坏；除形态学改变之外，慢性胰腺炎患者内部神经元及神经纤维中生长相关蛋白 43（GAP-43）、P 物质（SP）、降钙素基因相关肽（CGRP）等神经递质有显著升高。这些研究结果都认为，在慢性胰腺炎中神经生长活跃，与神经递质一起导致了慢性胰腺炎的产生。可以期望分子生物学上的进展将进一步解释慢性胰腺炎发生机制。

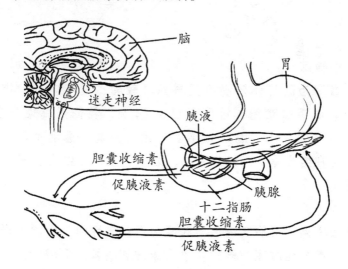

★慢性胰腺炎的临床表现

◆腹痛

腹痛是主要症状，呈反复发作，常间隔数月、数年发作一次，之后逐渐缩短，最后可呈持续性痛。多位于上腹，但也可偏左或偏右，通常向背部放射，间隙期则上腹部常持续不适或隐痛。疼痛发作时患者往往取特殊体位，取前倾坐位、弯腰或侧卧蜷腿，这时可缓解疼痛，但若平卧、进食后躺下时疼痛又将加剧，据此可与空腔脏器痉挛性腹痛鉴别。缓解期可因为饮酒、饱餐或脂肪餐再次诱发腹痛。

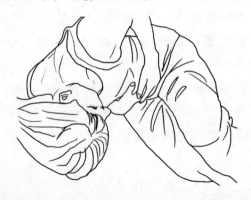

◆腹泻

腹泻为胰腺外分泌不足导致。轻者改变不明显，重者可引起腹泻或腹胀，排便一日3~4次，特征是粪便量多、色淡、表面光泽、脂肪量增多，尤具恶臭。患者消瘦、水肿，存在维生素A、维生素D、维生素E、维生素K缺乏的表现。

◆其他

较少见。当病变进展导致胰岛严重破坏时，因胰岛素分泌减少可产生糖尿病表现；当有胰腺假性囊肿形成时，可在左上腹或脐上部触及囊性肿块，有时可伴压痛；胰腺囊肿出现裂隙或炎症刺激腹膜时，可形成胰源性腹水；当胰腺囊肿压迫胆总管时，可发生黄疸。

★慢性胰腺炎的诊断及鉴别诊断

◆慢性胰腺炎的诊断

▲诊断依据

经检查符合下列条件之一者，即可诊断为慢性胰腺炎：

（1）X线腹部摄片在胰区有钙化、结石影。

（2）胰腺外分泌功能检查有明显功能降低。

（3）组织病理学存在慢性胰腺炎改变。

▲诊断要点

慢性胰腺炎临床表现变化多端，且无特异性，只凭临床表现很难确诊。有胆道疾病及长期饮酒史，出现持续性上腹痛、体重减轻者等应考虑本病。结合实验室检查及影像学检查后方可确诊。

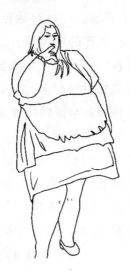
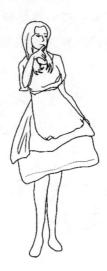

◆慢性胰腺炎的鉴别诊断

▲消化性溃疡

慢性胰腺炎反复上腹痛和溃疡病的鉴别有赖于病史，胃肠钡透及胃镜检查等。

▲消化性溃疡急性穿孔

有非常典型的溃疡病史，腹痛突然加剧，腹肌紧张，肝浊音界消失，X线透视可见膈下有游离气体等可帮助鉴别。血尿淀粉酶正常或轻度升高。但需注意胆道疾病与胰腺炎呈因果关系而并存。

▲胆石症和急性胆囊炎

胆石症和急性胆囊炎常有胆绞痛史，疼痛位于右上腹，往往放射到右肩部，墨菲征阳性，血和尿淀粉酶轻度升高。B超和X线胆道造影可明确诊断。

▲急性肠梗阻

急性肠梗阻的腹痛是阵发性，腹胀，呕吐，肠鸣音亢进，有气过水声，无排气，可见肠型。腹部X线显示液气平面。尤其是高位绞窄性肠梗阻，可有剧烈腹痛、呕吐和休克现象，但其腹痛为阵发性绞痛，早期可出现高亢的肠鸣音，或大便不通、无虚恭。X线显示典型机械性肠梗阻，而且血清淀粉酶正常或轻度升高。

▲心肌梗死

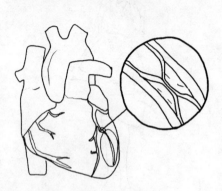

心肌梗死有冠心病史，突然起病，有时疼痛限于上腹部。心电图可见心肌梗死图像，血清心肌酶升高。血、尿淀粉酶正常。

▲急性胃肠炎

急性胃肠炎发病前往往有不洁饮食史，主要症状为腹痛、呕吐和腹泻等，可伴有肠鸣音亢进，血、尿淀粉酶正常等。

▲其他

需注意与肠系膜血管栓塞，脾破裂、异位妊娠破裂以及糖尿病等相鉴别。

 慢性胰腺炎与胰腺癌

慢性胰腺炎是否会引起胰腺癌目前看法不一，有研究表明，除少数有遗传因素存在的家族性慢性胰腺炎外，一般情况下，慢性胰腺炎本身并不会引起胰腺癌。但也有研究发现，慢性胰腺炎患者中，特别是慢性钙化性胰腺炎患者，胰腺癌的发生率比普通人群高。认为有不少肿瘤隐藏在慢性胰腺炎征象之中。此外，胰腺癌也可引起慢性胰腺炎及钙化，二者病变多发生于胰头部。因此，临床上二者的鉴别非常困难，需经 B 超、CT 及活体组织检查来鉴别。

预防治疗

★慢性胰腺炎的预防

◆注意休息

慢性胰腺炎患者需多休息，脑力及体力劳动者均要注意劳逸结合，过度劳累可诱发本病急性发作或导致病情加重。

◆适度运动

慢性胰腺炎急性发作时需卧床休息，缓解期可适当运

动，每次运动时间在 30 分钟左右为宜，运动量以不疲劳为
度。运动最好每周 3 次，并持之以恒。

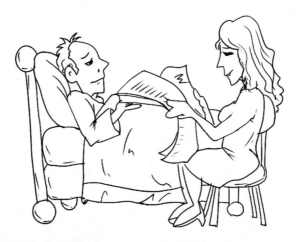

◆简易自我保健

两手上下按摩腹部，每次往复 40～80 遍，有助于消化，
促进胃肠蠕动，增加血液供给，有利于康复。按摩足三里穴
对慢性胰腺炎患者也大有裨益。另外，取耳部胰、胆穴，贴
压王不留行，对疼痛可有较好的治疗效果。

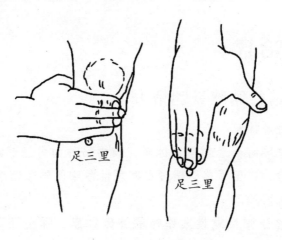

足三里

足三里

★慢性胰腺炎的治疗

◆内科综合治疗

▲病因治疗

有胆道疾病者需择期进行相应处理，嗜酒者应戒酒。

▲止痛

可用药物止痛，也可使用大剂量胰酶制剂或 H_2 受体拮抗药，剧痛者可用腹腔神经丛阻滞，必要时采取奥狄括约肌切开，胰管内置管，清除蛋白栓子或结石。

▲并发症治疗

胰外分泌功能不全时，可给予高蛋白、高糖、低脂肪饮食，胰酶制剂可选择多酶片、胰酶片、得每通片、达吉片等，胰腺钙化时可口服枸橼酸。多种维生素的补充非常必要，若发生糖尿病时可使用胰岛素等。

◆外科治疗

凡经内科治疗半年而效果不显著时，宜行手术。手术适应证：①虽经内科治疗但腹痛顽固且严重者；②并发胰腺假性囊肿或脓肿者；③形成胰腺瘘管者；④由于胰头肿大或囊肿压迫胆总管发生阻塞性黄疸者；⑤疑为胰腺癌者。

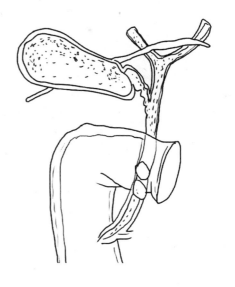

◆介入治疗

借助内镜行介入治疗：①在胰管狭窄段放置金属

支架以扩张胰管；②胰管括约肌切开以利于胰管内结石排出；③在假性囊肿与胃腔之间放支架，使囊肿内液体流入肠道；④对胆总管梗阻者，可安装支架解除梗阻。

 按摩足三里穴的好处

　　中医学穴位按摩可以起到强健脾胃的疗效，足三里是最重要、最常用的一个穴位。足三里是胃经的"合穴"，有扶正培元、调理阴阳以及强健脾胃的功效。经常按摩此穴不但能补益脾胃，对于消除疲劳、恢复活力也是有一定效果的。

　　找穴：足三里位于外膝眼下四横指、胫骨边缘处。找此穴位时，可以用虎口围住膝盖，四指并拢，食指放在胫骨前缘，中指指尖所指的位置就是此穴。

　　按法：按压时以有酸胀感觉为佳，每天按摩2~3次，每次3分钟，长期坚持，不但可和脾胃，还有强身健体、延年益寿的效果。家里如有艾条，也可以使用艾条灸，艾条悬放的高度以产生热感为佳，灸的时间比按摩的时间要长一些，约10分钟。每周1~2次即可。

　　足三里主要治疗：胃痛、呕吐、腹胀、肠鸣、消化不良、下肢痿痹、泄泻、便秘、痢疾、疳积、癫狂、中风、脚气、水肿、下肢不遂、心悸、气短、虚劳羸瘦。此穴治疗范围非常广泛，为全身强壮要穴之一，可以调节改善机体免疫功能，有防病保健作用。

日常保养

★慢性胰腺炎患者日常生活注意事项

◆禁酒，低脂饮食

饮酒和吃高脂肪的食物是引发慢性胰腺炎急性发作或迁延难愈的重要原因，所以一定要禁酒，禁吃肥肉。

◆富营养，食勿饱

慢性胰腺炎易脂泻（稍吃油荤即腹泻），加上长期难以根治，故患者易出现营养不良，应吃富含营养的食物，如鱼、瘦肉、蛋白、豆腐等，米、面等碳水化合物以及新鲜蔬菜应适当多吃，但每顿不能过饱，吃七八分饱即可。（如果合并糖尿病者，则应适当控制碳水化合物的摄入）。饮食宜少煎、炒，多蒸、炖，有助于消化吸收。盐也不宜多，多则增加胰腺充血水肿，因此以淡食为好。蔬菜可多吃菠菜、青花菜以及花椰菜、萝卜，但须煮熟吃，将纤维煮软，以免增加腹泻。调味品不应太酸、太辣。因为能增加胃液分泌，加重胰腺负担。水果可选择桃子、香蕉等没有酸味的水果。易产气使腹胀的食物不应吃如炒黄豆、蚕豆、豌豆、红薯等。

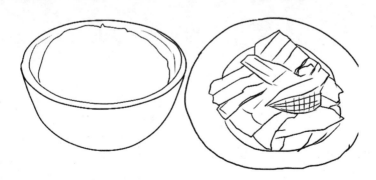

◆兼胆病，应同治

慢性胰腺炎又兼胆囊炎胆石症者，如果胆道疾病不除，胰腺炎就很难根治，所以要同时治疗胆道疾病，胆道疾病治好了，慢性胰腺炎往往也同期而愈。

◆心欢乐，忌忧郁

肝胆疾病、心脑疾病都要求心情开朗乐观，胰腺病尤其是慢性胰腺炎，特忌忧郁烦恼。生气、忧郁使免疫系统功能下降，慢性炎症更难以消除。家人应尽可能营造欢乐气氛，患者更要善于排郁解忧。

二十五　结核性腹膜炎

认识疾病

结核性腹膜炎是由结核杆菌引起的慢性、弥漫性腹膜感染。多缓慢发病，表现为发热、乏力、盗汗、食欲不振、腹痛、腹胀、腹水或有腹内肿块等。可见于任何年龄，以青壮年最常见，多数在 20～40 岁，但 60 岁以上也比较少见。以女性为多，男女比例约为 1:2。

★结核性腹膜炎的病因及发病机制

由结核杆菌引发，多继发于体内其他结核病灶。感染途径以腹腔内的结核病灶直接蔓延为主，肠系膜淋巴结结核、肠结核、输卵管结核是常见的原发病灶。少数可通过血行播散引起，常伴有结核性多浆膜炎、粟粒性结核、结核性脑膜炎或活动性关节结核、骨结核、睾丸结核等。

★结核性腹膜炎的临床表现

◆发热

发热是本病常见症状之一，特别是低热与中等热为多见。在渗出型、干酪型病例则常有弛张热，少数可出现稽留热，高热时体温可达 40 摄氏度，伴有明显毒血症状。晚期患者常出现消瘦、贫血、营养不良、水肿、口角炎和维生素 A 缺乏症等。

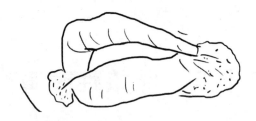

◆腹痛、腹泻

腹痛也是常见症状之一，约有 2/3 的病例具有持续性隐痛或钝痛，也可呈阵发性。腹痛可位于脐周、下腹或全腹，常因为腹膜炎症、肠粘连、部分肠梗阻及腹腔内其他脏器的活动性结核病灶而引起。腹泻可由于腹膜病变本身引起的神经病理反射促进肠运动失常而致，也可由于溃疡型肠结核或广泛的肠系膜淋巴结结核、部分肠梗阻及肠曲间瘘管形成而产生。通常每天 2～4 次，以糊状粪便居多。另外，尚可有便秘，或便秘与腹泻交替出现，此为胃肠功能紊乱的表现。

◆腹胀、腹水

患者起病时通常有腹胀感，多伴有腹部膨隆而无明显腹水征，此症状一般由腹膜炎所致肠功能紊乱及结核毒血症引起。在临床检查中少量腹水往往不易被察觉，只有仔细检查才可能发现移动性浊音。渗出型的腹水以少量或中等量多见。

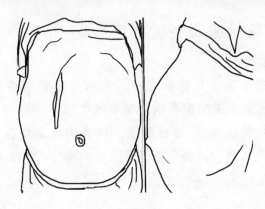

◆**腹壁柔韧感**

腹壁柔韧感在临床上常被形容为揉面感，是指因腹膜慢性炎症与增厚引起的腹壁触诊感觉。比较常见于典型的粘连型腹膜炎。但腹壁柔韧感并不是结核性腹膜炎粘连型的特征性体征，在非结核性疾病如血性腹水或腹腔癌瘤，有时也可有相似征象。

◆**腹块**

腹块多见于粘连型与干酪型患者，通常位于脐周，也可位于其他部位。腹块大多由大网膜、肠系膜淋巴结、粘连肠曲、干酪样淋巴结积聚形成，其大小不一，边缘不整，表面不平，有时呈结节状，按压时有疼痛，可误诊为肿瘤或肿大的内脏。

◆**其他症状**

渗出型患者腹部缓慢膨胀，叩诊有移动性浊音，全腹有中度压痛。如果腹水量大，腹壁皮肤可有光泽和妊娠样条纹。腹水可压迫下腔静脉而引起腿部水肿，膈肌向上移，呼吸变浅而呈胸式。部分粘连型患者的腹壁可触及特殊柔韧感和橡皮样抵抗力。腹内脏器发生广泛粘连时可触及不规则块状物。并

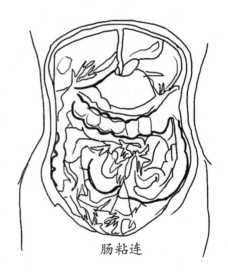

肠粘连

发肠粘连或肠梗阻时可见肠型和肠蠕动波，并伴有肠鸣音增加。干酪型患者多呈重病面容，明显消瘦，有严重的毒血症状；腹部膨胀而柔韧，压痛显著；大块干酪样淋巴结及粘连

肠曲间的积脓，可形成块状而被触及。干酪样组织易坏死、溃破而穿孔，形成肠瘘和脐部瘘管等并发症，病死率很高。

★ 结核性腹膜炎的诊断及鉴别诊断

◆ 结核性腹膜炎的诊断

（1）多为青壮年患者，有结核病史，伴有其他器官结核病证据。

（2）发热原因不明达 2 周以上，伴有腹胀、腹泻、腹水、腹壁柔韧感或腹部肿块。

（3）腹水呈渗出性，一般细菌培养结果阴性。

（4）结核菌素皮肤试验呈强阳性。结核感染 T 细胞斑点试验（T-spot）阳性。

（5）X 线胃肠钡餐检查发现肠粘连等征象。

◆ 结核性腹膜炎的鉴别诊断

▲ 与有腹水的疾病鉴别

（1）肝硬化失代偿，患者有肝功能异常、门脉高压、脾功能亢进、肝病面容及蜘蛛痣等表现，腹水为漏出液。典型病例不难鉴别，但需注意肝硬化腹水的患者有时可合并结核性腹膜炎。

（2）癌性腹水多为血性腹水，反复腹水检查可找到癌细胞。

（3）其他缩窄性心包炎、肝静脉阻塞综合征均可产生腹水，但二者均有相应的心包和肝脏体征，腹水顽固难消。

▲ 与发热为主要表现的疾病鉴别

结核性腹膜炎有稽留热时需与伤寒鉴别。伤寒常有表情淡漠、相对缓脉、血清肥达反应及血培养阳性。

▲ 与腹痛为主要症状的疾病鉴别

应注意与克罗恩病、慢性胆囊炎、慢性阑尾炎、消化性溃疡、异位妊娠等疾病鉴别。合并肠梗阻、穿孔及腹膜炎时，应与其他原因引起的急腹症鉴别。

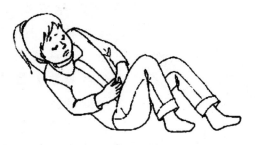

▲与腹块为主要体征的疾病鉴别

本病有时与卵巢囊肿、结肠癌、卵巢癌等恶性肿瘤易混淆，应注意鉴别。

 肥达反应

肥达反应，即伤寒杆菌凝集试验，英文缩写为"WR"。是检查患者是否被伤寒或副伤寒杆菌感染的一种检测。肥达反应是用已知伤寒菌的H（鞭毛）和O（菌体）以及甲型（A）与乙型（B）副伤寒沙门菌的标准液与患者血清做凝集试验，用于伤寒副伤寒的辅助诊断或用于流行病学调查的免疫凝集实验。

预防治疗

★结核性腹膜炎的预防

◆培养良好的卫生习惯

结核性腹膜炎常继发于肺结核，故应对原发病诊断明确并积极治疗。加强公共卫生宣传，教育患者避免吞咽痰液及不随地吐痰，培养良好的卫生习惯。

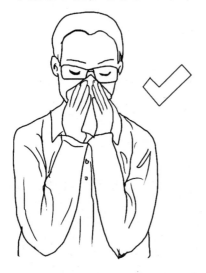

（1）结核病患者咳嗽时应以手帕掩口，最好将痰液吐在纸上然后烧掉。结核菌对湿热的抵抗力最差，煮沸15分钟即可杀灭，患者的衣服、手帕、被单等应经煮沸后再洗涤。日常消毒采用70%的酒精最为有效，结核菌接触15～30秒后即被杀死。

（2）提倡使用公筷、分餐。食具、茶具等单独使用，房间及用物定期消毒。每日开窗换气，让阳光照入室内或用紫外线照射。所用物品可用"84消毒液"或0.5%过氧乙酸液浸泡消毒。

（3）牛奶经过低温巴氏灭菌才可饮用。

◆适当的运动

病情稳定后，根据个人的体质和爱好，适当开展适宜的体育锻炼。可选择散步、慢跑、保健操、太极拳、太极剑等，以增强自身抵抗力。

◆卡介苗接种

卡介苗接种是预防结核病的重要措施，尤其是在高发地区。卡介苗是牛型结核菌在培养皿中多代移种后制成的对人体无害而能产生免疫力的活菌苗。一般在接种前做结核菌素试验，阴性反应者才可接种。接种6～8周后结核菌素试验抗体转阳性，则表示人体已经产生免疫力。

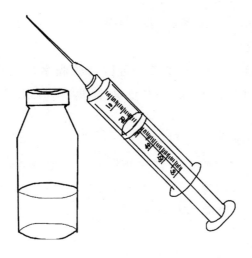

★结核性腹膜炎的治疗

◆治疗原则

坚持早期、联合、全程、规范化抗结核药物治疗及加强支持疗法，以达到彻底治愈、避免复发及防止并发症的目的。

◆加强支持治疗

以卧床休息为主，摄食高蛋白、高热量、高维生素及易消化的饮食，每日补充新鲜水果、鲜奶，需要时静脉输液，定期注射清蛋白等。

◆抗结核化学药物

一般使用3种或4种药物联合强化治疗。异烟肼0.3～0.4克，每日晨间顿服，利福平0.45克，每日一次口服，乙胺丁醇0.75克，每日一次口服；需要时可另加用链霉素（0.75克，每日肌内注射1次）或吡嗪酰胺（0.25～0.5克，每日3次），共4种药联合治疗2个月，然后继续用异烟肼和利福平治疗至少7个月。有血行播散病灶或显著结核毒血症者，在抗结核药物治疗的同时，可加用泼尼松短期治疗，每日 30 ~ 40 毫克，分次口服。

◆放腹水

渗出型有明显腹水者，可适当放腹水以减轻症状，每周放腹水1次，并腹腔内注射异烟肼100毫克、链霉素0.25克。

◆手术治疗

手术治疗仅限于完全性肠梗阻、肠瘘或并发肠穿孔者。当本病诊断有困难，和腹内肿瘤或某些原因引起的急腹症不能鉴别时，可考虑剖腹探查。

 腹膜炎

腹膜炎是腹腔壁层腹膜和脏层腹膜的炎症，可由细菌、化学、物理损伤等引起，按发病机制可分为原发性腹膜炎和继发性腹膜炎。急性化脓性腹膜炎累及整个腹腔称为急性弥漫性腹膜炎。其主要临床表现为腹痛、腹肌紧张，以及恶心、呕吐、发热，严重时可致血压下降和全身中毒性反应，如未能及时治疗可死于中毒性休克。部分患者可并发盆腔脓肿、肠间脓肿和膈下脓肿、髂窝脓肿及粘连性肠梗阻等。

日常保养

★结核性腹膜炎患者日常生活中注意事项

◆生活规律

早睡早起，劳逸适度。注意生活规律，养成定时起床、午睡和就寝的习惯，劳逸结合，避免过度劳累。要随天气的冷热而增减衣服，保持大便通畅，以利于人体功能调节。

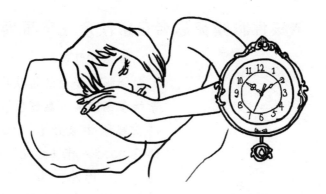

◆戒烟

结核本身就是一种慢性消耗性疾病，患者营养状况多不佳，而吸烟又影响胰液、胆汁的分泌，同时可引起胆汁的反流，均造成消化吸收障碍。吸烟还可引起唾液、血液中表皮生长因子浓度降低，从而减弱人体修复创伤的能力。吸烟会对人的呼吸器官造成永久

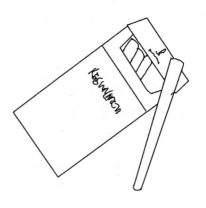

性损害，能破坏气管内皮细胞表面的纤毛，损害呼吸器官的屏障，减弱防卫能力，使原发病灶经久不愈，同时抵抗力下降，有使结核进一步扩散。

◆保持良好的心理状态

要保持心情舒畅、精神愉快，持乐观主义的态度，坚信结核病是能彻底治愈的。良好的心理状态（心胸宽广、情绪乐观、性格开朗、遇事豁达）是防治本病的首要措施。凡可

能引起本病的负面心理因素均应尽量避免，特别是有恐病症和恐癌症者，应消除顾虑，增强治愈疾病的信心。

★结核性腹膜炎患者日常饮食注意事项

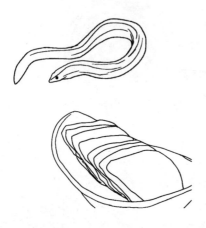

◆增加营养

结核病是消耗性疾病，通常给予高热能、高蛋白、高脂肪、高维生素饮食。每日热能在 3000 千卡（12500 千焦）以上，可用鸡、鸭、鱼、肉、虾、黄鳝、水果、新鲜蔬菜、豆类及其制品等调剂食谱，注意色、香、味，以刺激食欲。

◆养成良好的饮食习惯

进食较精细易消化、富有营养的食物。细嚼慢咽，可以减少粗糙食物对胃黏膜的刺激。注意饮食卫生，杜绝外界微生物对胃黏膜的侵袭。饮食应有规律，切忌暴饮暴食及食无定时。饮食宜清淡，少食肥、甘、厚、腻、辛辣等食物，少饮酒及浓茶。

二十六　便秘

认识疾病

便秘是因粪便在肠内停留过久，以致出现干结，排出困难或排不尽的症状。在正常情况下，食物通过胃肠道，经过消化、吸收，所余残渣（粪便）的排泄常需 24～48 小时。若粪便在肠腔内滞留过久，内含的水分被过量吸收，以致粪质过分干燥，排便间隔超过 48 小时，当可视为便秘。但是健康人的排粪习惯有不同，亦有 2～3 天 1 次者，未必都为便秘。故应与原来的习惯和大便性状的改变比较后才能确定。

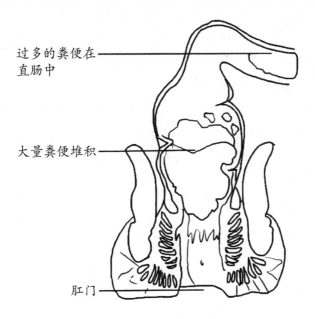

过多的粪便在直肠中

大量粪便堆积

肛门

★便秘的病因及发病机制

◆便秘的病因

正常的排便过程包括产生便意和排便动作两个过程：粪便向直肠推进，直肠扩张引起排便反射即发生便意；直肠的排出即排便动作。正常排便生理过程中的任何一个环节障碍都可能引起便秘。

慢性便秘的病因可分为器质性和功能性两类。器质性便秘指器质性疾病引起的便秘，如没有发现引起便秘的器质性疾病则称为功能性便秘。

▲器质性病因

（1）肠管器质性病变：肿瘤、炎症或其他原因引起的肠腔狭窄或梗阻。

（2）直肠、肛门病变：直肠内脱垂、痔疮、直肠前膨出、耻骨直肠肌肥厚、耻直分离、盆底病变等。

（3）内分泌或代谢性疾病：糖尿病、甲状腺功能低下、甲状旁腺疾病等。

（4）系统性疾病：硬皮病、红斑狼疮等。

（5）神经系统疾病：中枢性脑部疾病、脑卒中、多发硬化、脊髓损伤以及周围神经病变等。

（6）肠管平滑肌或神经源性病变。

（7）结肠神经肌肉病变：假性肠梗阻、先天性巨结肠、先天性巨直肠等。

（8）神经心理障碍。

（9）药物性因素：铁剂、阿片类药、抗抑郁药、抗帕金森病药、钙通道拮抗药、利尿药及抗组胺药等。

如果不存在上述引起便秘的原因，则认为是功能性便秘。在有便秘史的人群中，功能性便秘约占 50%。

▲功能性病因

（1）精神压力过大。

（2）进食较少，特别是膳食中纤维素含量过少。

（3）过度肥胖。

（4）运动量少。

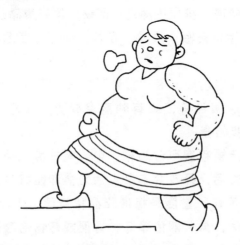

老年人群发生便秘的可能性是中青年人的 5 倍。这主要是由于饮食习惯、缺乏运动、服用药物和不良排便习惯、饮食量减少以及应用镇痛药等原因所致。此外，肛门括约肌收缩力可能随年龄的增加而减退，从而易导致便秘的发生。

◆便秘的发病机制

食物在空肠、回肠经消化吸收后，余下的不能再度吸收的食糜残渣随肠蠕动由小肠排至结肠，结肠黏膜再进一步吸收水分及电解质，粪便一般在横结肠内逐步形成，最后送达乙状结肠、直肠。直肠黏膜受到粪便充盈扩张的机械性刺激，产生感觉冲动，冲动经盆腔神经、腰骶脊髓传入大脑皮质，再经传出神经将冲动传至直肠，使直肠肌发生收缩，肛门括约肌松弛，紧接着腹肌与膈肌同时收缩，使粪便从肛门排出体外。以上即是正常的排便反射过程。这一排便反射过程的任何一个环节出现障碍时均可导致便秘。

★便秘的临床表现

便意少，排便次数也少；排便艰难、费力；排便不畅；粪便干结、硬便，排便不净感；便秘可伴有腹痛或腹部不适；部分患者还伴有失眠、烦躁、多梦、抑郁、焦虑等精神心理障碍。

但如果患者出现以下"报警"症状：便血、贫血、消瘦、发热、黑粪、腹痛等，或有肿瘤家族史，应马上去医院就诊，做进一步检查。

便秘按严重程度可分为轻、中、重三度。轻度指症状较轻，不影响生活，经改变不良生活习惯即能好转，无需用药或仅需少量用药。重度是指便秘症状持续，患者异常痛苦，严重影响生活，需长期依赖药物排便或药物治疗无效。中度则介于两者之间。

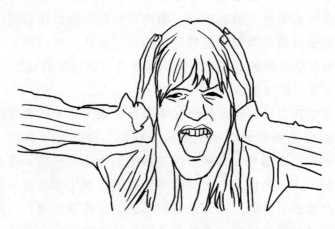

★ 便秘的诊断及鉴别诊断

◆ 便秘的诊断

如果经过检查未发现器质性疾病，则应考虑功能性便秘，临床医生常采用 2006 年公布的国际上公认的的罗马 Ⅲ 标准，诊断要点包括：

（1）患者至少有以下症状中的 2 项或 2 项以上

① 排便感到费力。

② 大便为干球样或硬块样。

③ 排便有不尽感，即指排便后仍有排便感，但无粪便排出。

④ 排便时有肛门直肠梗阻或堵塞感。

⑤ 排便需要手法辅助。

⑥ 每周排便少于 3 次。

（2）不用泻药时一般不会出现稀便。

（3）不符合肠易激综合征的诊断标准。

自首次出现上述症状至今超过己 6 个月。

◆ 便秘的鉴别诊断

▲ 结肠梗阻性便秘

（1）除便秘外，患者常有腹胀、腹痛、恶心与呕吐等症状。

（2）结肠肿瘤、肠粘连等慢性肠梗阻者，起病较缓慢，便秘呈逐渐加重，少数左半结肠癌患者大便还可变细。如系急性肠梗阻者，则起病多较急骤，病情较重，腹痛、恶心、呕吐等症状较便秘更为严重。急性肠系膜血管梗死或血栓形成等缺血性肠病患者，也以剧烈腹痛为首发症状，可伴有恶心与呕吐及便秘等症状，但患者常有血便。

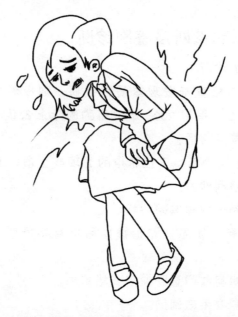

（3）腹部平片如发现阶梯状液平，则对肠梗阻的诊断有重要帮助。

（4）X线钡剂灌肠或结肠镜检查可发现息肉、癌肿等病变。

▲肠易激综合征（便秘型）

（1）便秘常受到情绪紧张或忧虑等因素的影响。患者常有阶段性的腹泻史，仅少数患者只以便秘为主要表现。

（2）钡剂灌肠检查有时可发现部分肠段呈痉挛性改变，但肠壁光滑。

（3）结肠镜检查有时发现肠镜通过痉挛肠管时较困难，且患者有疼痛等不适感，但无明显器质性病变。

▲张力减退性便秘

（1）多见于老年人，有内脏下垂，或长期营养不良者。便秘系因肠蠕动功能减弱所致，其中不少患者有长期使用泻剂史。

（2）口服钡剂检查时，见钡剂通过小肠、结肠的时间明显延长。

（3）结肠转运时间测定。通常采用 Bouchoucha 方法，测定不透 X 线的标志物在结肠的通过时间（DTT），当标志物在 72 小时后仍未排出体外时，可考虑为慢传输型便秘。

（4）结肠镜检查常无器质性病变。

▲直肠性便秘

（1）多因有肛裂、瘘管、痔核等肛周病变，患者大便时有疼痛感，故而惧怕大便，久而久之缺乏便意，排便反射迟钝而发生便秘，使大便积聚在直肠内，每次大便较粗大且坚硬，有时大便外面带有鲜血。

（2）少数患者大便干结如栗子状，同时有左下腹隐痛，多系乙状结肠痉挛所致。

（3）肛诊时可发现肛周痔核、肛裂及肛瘘等病变。

（4）钡剂灌肠时可见到痉挛的结肠呈狭窄状，但肠壁光滑无缺损。

（5）当直肠、肛门内压力测定或直肠内肌电图出现异常，则有利于出口梗阻型便秘的诊断。

（6）结肠镜检查除见到肛周病变外，直肠及上端结肠均无器质性病变。

 便秘的危害

　　因现在人们饮食的不规律及心理和社会等因素的影响，导致近年来便秘的发病率不断上升，达到 27% 左右。但是也只有一些人会去医院就诊，下面先来看看便秘会带来哪些健康隐患。

（1）引起肛周疾病。由于粪便干硬，停留于直肠的时间过久，粪便中的致病菌容易引起肛窦感染而形成肛窦炎。并进一步引起肛周脓肿、肛瘘、肛乳头肥大等。干燥的粪便在排出时易损伤肛瓣、齿状线附近组织、肛管及肛周皮肤，引起肛裂、血栓外痔。便秘导致粪便干硬，排便困难，而高度用力，致使局部血压过度增高，盆腔充血，因此易患痔疮及脱肛。

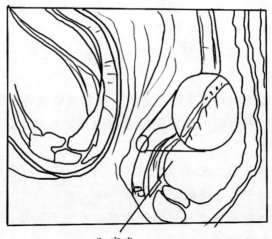

肛窦炎

（2）引发精神症状。粪便中的有毒化学物质、重金属及由细菌产生的各种毒素长时间不断地刺激直肠黏膜的压力感受器，患者会产生头痛、头晕、失眠、心烦、疲乏无力、食欲不振、口苦、口臭等全身症状。这是由神经反射引起的，也直接影响了人体的健康。

（3）产生腹胀。如果便秘，肠胃的蠕动功能就会下降，排气也会变少，同时，污物在肠道里面的时间也会变长，这样细菌酵解产生的气体会明显增多，再加上肠道对气体重新吸收减少，使得气体一直停留在肠道里面，就会产生腹胀。

（4）诱发卒中和冠心病。由于便秘患者排便时高度用力，心跳加快，血压升高，因此对高血压和心脑血管疾病患者危害更大，往往可引起脑出血，使患者突发脑卒中或再次卒中。冠心病患者平时往往因冠状动脉狭窄致心肌供血不足而感觉心慌胸闷、气短，当排便过度用力时，心脏负担增加，心肌耗氧量增大，更加重供血不足，使心绞痛、心率加快、心律失常、心慌、胸闷气短等症状加重，严重时可导致心肌梗死。

预防治疗

★ 便秘的预防

（1）避免进食过少或食品过于精细：缺乏残渣，则对结肠运动的刺激减少，不利于便秘的预防。

（2）避免排便习惯受到干扰：由于精神因素、生活规律的改变、长途旅行过度疲劳等未能及时排便的情况下，易引起便秘。

（3）避免滥用泻药：滥用泻药会使肠道的敏感性减弱，形成对某些泻药的依赖性，造成便秘。

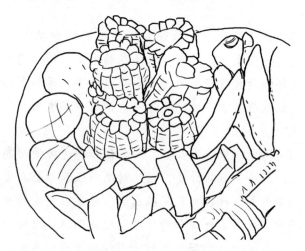

（4）合理安排生活和工作，做到劳逸结合。适当的文体活动，特别是腹肌的锻炼有利于胃肠功能的改善，对于久坐少动和精神高度集中的脑力劳动者更为重要。

（5）养成良好的排便习惯，每日定时排便（每天2次，每次15分钟），形成条件反射，建立良好的排便规律。有便意时不要忽视，及时排便。排便的环境和姿势尽量方便，免得抑制便意、破坏排便习惯。睡醒及餐后结肠的动作电位活动增强，将粪便向结肠远端推进，故晨起及餐后是最易排便的时间。

（6）建议患者每天至少喝6杯250毫升的水，进行中等强度的锻炼。并养成定时排便的习惯。

（7）及时治疗肛裂、肛周感染、子宫附件炎等疾病，泻药应用要谨慎，不要应用洗肠等强烈刺激方法。

★便秘的治疗

◆器械辅助

如果粪便硬结，停滞在直肠内近肛门口处，或患者年老体弱、排便动力较差，可用结肠水疗或请洁灌肠的方法。

◆ 药物治疗

▲ 促动力药

莫沙必利、普卡必利有促胃肠动力作用而改善便秘症状。

▲ 泻药

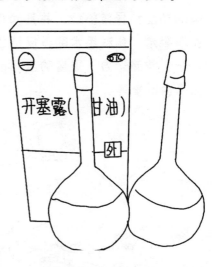

容积性泻药如甲基纤维素、琼脂等；刺激性泻药如番泻叶、蓖麻油、大黄等；粪便软化药如二辛基硫酸琥珀酸钠等；润滑性泻药如液状石蜡、开塞露等；高渗性泻药如硫酸镁、乳果糖、山梨等。

▲ 灌肠

老年人常可见长期便秘而引起粪块堵塞，此时可用清水、肥皂水等液体灌肠作为临时治疗措施。

◆ 认知疗法

重度便秘患者常有焦虑甚至抑郁等心理因素或障碍的表现，应到专科的医院接受认知疗法，使患者消除紧张情绪，必要时给予抗抑郁、抗焦虑治疗。

◆ 手术治疗

对严重顽固性便秘上述治疗无效，若便秘是结肠传输功能障碍引起的，则可考虑手术治疗，但手术的远期效果尚存在争议，是否选用一定要慎重。目前对外科手术治疗便秘的疗效褒贬不一，手术时机和适应证也有不同意见。现在临床上的基本共识是：如经严格的非手术治疗，包括心理治疗后仍收效不大，且各种特殊检查显示有明确的病理解剖和确凿的功能性异常部位，并且确实能取得满意的疗效，可进行外科手术。外科手术的适应证包括继发性巨结肠、部分结肠冗长、结肠无力、重度的直肠前膨出症、直肠内套叠、直肠黏膜内脱垂等。

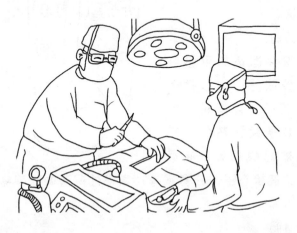

泻 药

是药三分毒，好处只是暂时的，所以还是少吃泻药为好。

泻药的作用原理：强烈刺激肠壁蠕动，收缩，但因其无法参与粪便形成，也改善不了粪便干结、坚硬的性状，服用者往往出现里急后重。甚至还导致痔疮破裂、脱肛等症状。

患者服用刺激肠道蠕动（刺激性泻药）的泻药，会产生严重药物依赖性，药物的用量会越来越大，甚至损伤肠壁末梢神经和肌肉组织。由功能性病变发展为难以治疗的器质性便秘（顽固性便秘）。

刺激性泻药（如大黄、番泻叶、美鼠李皮等）中含有称为"蒽醌"的化合物。长期使用含有这种化合物的泻药，可以导致大量色素在肠黏膜中沉积，使肠表面变成黑色，即称为结肠黑变病。这种改变的危害已经引起国内外医学专家的高度重视，认为结肠黑变病有可能增加发生结肠癌的危险。

由于大黄、决明子、番泻叶、芦荟、齐墩果酸等成分对肠道产生强烈的刺激作用。肠道生态内环境遭到破坏，双歧杆菌等有益菌群平衡失调，肠腔内正常 pH 值发生改变，肠道所分泌的大量水分丢失，患者出现腹泻症状。

日常保养

★便秘患者日常饮食注意事项

◆高纤维饮食

膳食纤维本身不被吸收，能吸附肠腔水分从而增加粪便容量，刺激结肠，增强动力。含膳食纤维丰富的食物有麦麸或糙米、蔬菜，及含果胶丰富的水果如芒果、香蕉等（注意未熟的水果含鞣酸反会加重便秘）。

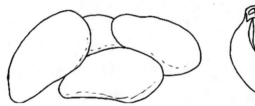 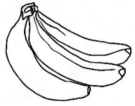

◆补充水分

多饮水及饮料，使肠道保持足够的水分，有利于粪便排出。

◆供给足量 B 族维生素

食用含 B 族维生素丰富的食物，可促进消化液分泌，维持和促进肠管蠕动，有利于排便。如粗粮、酵母、豆类及其制品等。在蔬菜中，菠菜、包心菜内含有大量叶酸，也具有良好的通便作用。

◆多食易产气食物

多食易产气食物，可使肠蠕动加快，有利于排便，如洋葱、萝卜、蒜苗等。

◆增加脂肪供给

适当增加高脂肪食物，如植物油能直接润肠，且分解产物脂肪酸有刺激肠蠕动作用。干果的种仁（如核桃仁、松子仁、各种瓜子仁、杏仁、桃仁等），含有大量的油脂，具有润滑肠道、通便的作用。

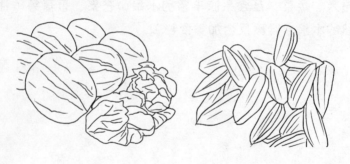

★ 便秘患者的运动

便秘患者的运动应以医疗体操为主，可配合步行、慢跑和腹部的自我按摩。

◆ 医疗体操

医疗体操的作用主要是增强腹肌及骨盆肌力量。练习方法有站位可做原地高抬腿步行、深蹲起立、腹背运动、踢腿运动和转体运动。仰卧位可轮流抬起一条腿或同时抬起双腿，抬到40度，稍停后再放下。两腿轮流屈伸模仿踏自行车运动。举双腿由内、向外划圈以及仰卧起坐等。

◆ 快步行走和慢跑

快步行走和慢跑可促进肠管蠕动。有助于解除便秘。

◆ 深长的腹式呼吸

腹式呼吸时，膈肌活动的幅度度较平时增加，能促进胃肠蠕动。

◆ 腹部自我按摩

仰卧在床上，屈曲双膝，两手搓热后，左手平放在肚脐上，右手放在左手背上，以肚脐为中心，顺时针方向按操。每天做2~3次，每次5~10分钟。

参考文献

[1] 中华医学会. 临床诊疗指南——消化系统疾病分册 [M]. 北京：人民卫生出版社, 2005

[2] 张澍田. 实用消化科查房医嘱手册 [M]. 北京：北京大学医学出版社, 2012

[3] 朱权, 王曾铎, 任旭. 消化内科主治医生 452 问 [M]. 第 3 版. 北京：中国协和医科大学出版社, 2010

[4] 王俊平, 赵江. 消化内科主任医师查房 [M]. 北京：军事医学科学出版社, 2012

[5] 施瑞华. 消化内科临床随身查 [M]. 南京：江苏科学技术出版社, 2013

[6] 张玫. 临床消化科医师速查手册 [M]. 北京：科技文献出版社, 2010

[7] 高洪生, 王娜, 范海燕. 消化内科主治医师 563 问 [M]. 北京：军事医学科学出版社, 2012